美国内科医师协会临床教学丛书
ACP Teaching Medicine Series

# 临床教学的理论与实践
## Theory and Practice of Teaching Medicine

原　著　［美］Jack Ende
主　译　曾学军　黄晓明

译　者（按姓氏笔画排列）：
　　王　玉　孟　婵　林　雪　焦　洋

中国协和医科大学出版社

图书在版编目（CIP）数据

临床教学的理论与实践／（美）恩德（Ende, J.）著；曾学军，黄晓明主译. —北京：中国协和医科大学出版社，2014.7

（美国内科医师协会临床教学丛书）

ISBN 978-7-5679-0058-5

Ⅰ．①临…　Ⅱ．①恩…　②曾…　③黄…　Ⅲ．①内科学-教学研究　Ⅳ．①R5

中国版本图书馆 CIP 数据核字（2014）第 088181 号

著作权合同登记号：01-2013-6706

美国内科医师协会临床教学丛书

临床教学的理论与实践

原　　著：〔美〕Jack Ende
主　　译：曾学军　黄晓明
责任编辑：顾良军

出版发行：**中国协和医科大学出版社**
　　　　　（北京东单三条九号　邮编 100730　电话 65260378）
网　　址：www.pumcp.com
经　　销：新华书店总店北京发行所
印　　刷：北京佳艺恒彩印刷有限公司

开　　本：700×1000　1/16 开
印　　张：10.75
字　　数：130 千字
版　　次：2014 年 9 月第 1 版　　2014 年 9 月第 1 次印刷
印　　数：1—3000
定　　价：36.00 元

ISBN 978-7-5679-0058-5

（凡购本书，如有缺页、倒页、脱页及其他质量问题，由本社发行部调换）

# 撰　稿　人

**Judith L. Bowen, MD, FACP**
Professor of Medicine
Oregon Health & Science University
Portland, Oregon

**Jack Ende, MD, MACP**
Professor of Medicine
University of Pennsylvania School
   of Medicine
Chief, Department of Medicine
Penn Presbyterian Medical Center
Philadelphia, Pennsylvania

**B. Graeme Fincke, MD**
Associate Professor
Boston University School of Medicine
Boston, Massachusetts

**William Hersh, MD, FACP**
Professor and Chair
Department of Medical Informatics and
   Clinical Epidemiology
Oregon Health and Science University
Portland, Oregon

**Jay D. Orlander, MD, MPH**
Professor of Medicine
Evans Department of Medicine
Boston University School of Medicine
Associate Chief, Medical Service
Veterans Affairs Boston Healthcare
   System
Boston, Massachusetts

**C. Scott Smith, MD, FACP**
Professor of General Internal Medicine
Adjunct Professor
Medical Education and Biomedical
   Informatics
University of Washington
Veterans Affairs Medical Center
Boise, Idaho

**Yvonne Steinert, PhD**
Director, Centre for Medical Education
Associate Dean, Faculty Development
Faculty of Medicine
McGill University
Montreal, Quebec, Canada

献给我的老师、同事和患者，是他们让我"学"；同样，也献给我的学生、住院医生和他们的患者，是他们让我"教"。谨以本书和整套丛书向他们致敬。

# 致　谢

So many individuals contributed to this book series. Patrick Alguire and Steve Weinberger deserve special recognition for having first conceived of the idea of developing a curriculum—and then a book series—that lays out what medical teachers and educators need to know, or at least consider. Robert Spanier and his staff, particularly Angela Gabella, helped move this grand scheme into a six-part reality. Marla Sussman provided outstanding editorial direction, and Suzanne Meyers helped to develop the final copy. Catherine Greco provided outstanding administrative assistance throughout this entire process. The authors authored, the editors edited (and authored), and in the end we all hope we have helped medical teachers understand more about what they—and we—do.

如需更多信息，请访问：

www.acponline.org/acp_press/teaching

# Preface for Chinese edition of Teaching Medicine Series

*"Alone we can do so little; together we can do so much"* [1]

——Helen Keller

Five years ago I was approached by some brave and imaginative leaders of the American College of Physicians with the idea of developing a book about medical teaching, one that would set down "for the record" the most important lessons that doctors might learn as they pursued careers that included training students, residents and fellows. An outline of important topics was assembled and the work began. Very quickly, however, one book became six as we decided to include the College's already successful book, "Teaching in Your Office" along with all the other subjects essential for physicians who want to teach medicine, or even become career educators. Thus, an actual book series was planned, a collection of books that would include one on the theory of education; another on methods for teaching; a third on teaching in the office; a fourth on teaching in the hospital; a fifth on mentoring; and, finally, a sixth on leadership careers in medical education. Obviously, the project had grown beyond the capacity of one editor, especially this one, so a team was assembled, with each book assigned to one or more editors-each an authority in his or her field-and authors were recruited. And so, *TEACHING MEDICINE* was created. That was in 2010. What has happened since then?

The academic medical community's reaction to *TEACHING MEDICINE* has been quite positive. The project's real success, of course, will be determined by something less easily measured, its impact upon its readers, more specifically, the extent to which the teaching they do in the lecture hall, the seminar room, in the hospital or in the office will be better received and more effective. Can teachers learn to teach better? One of my heroes, C. Roland Christensen once wrote, "The most fundamental observation I can make about [discussion] teaching is this: however mysterious or elusive the process may seem, it can be learned." [2] I agree, and I suspect the entire *TEACHING MEDICINE* team does as well.

But there is another message here, and that is from its very inception, *TEACHING MEDICINE* was the work of a team, including some of the most experienced, insightful and creative medical educators in the United States. And so it is with great pride and excitement that I am now able to report that the *TEACHING MEDICINE* team has expanded. We now have colleagues in Beijing. Committed medical educators in their own right, they have worked together to translate volumes of the book series while adapting it for use by clinical teachers in China. And more than just expanding the ranks of individuals who have worked on this series, the Chinese edition also represents a collaboration among two major organizations, the American College of Physicians and Peking Union Medical College. No other organization in the United States has meant more to internal medicine than the ACP, which was founded in 1915 and now represents 133,000 general internists and internal medicine subspecialists; many (or perhaps most) view teaching as among their most important activities. And no medical school in China is better suited to join forces with the ACP in the field of medical education than Peking Union Medical College. Founded in 1906, PUMC is considered among China's leading institutions for training physicians, including internists and other medical specialists. Having recently had the opportunity to visit PUMC and witness first hand the skill and passion with which the faculty there approach their responsibilities as teachers, and their desire to teach better, I cannot be more proud than to see PUMC faculty join the *TEACHING MEDICINE* team and make available these texts to colleagues in China.

On behalf of the ACP and my editors, and my friend and colleague in Beijing, Zeng Xuejun, MD, PhD, without whom none of this collaboration would have been possible, I encourage medical teachers in China to join with like-minded colleagues locally, but also now with colleagues from the U.S., and let us all reflect on how we teach. What else can we do to help our students and residents become better doctors? How as faculty can we work as a team and help each other in our careers as medical educators? Helen Keller was correct. We can do so much more together than we can alone. And when our team expands, just as our world grows small, to include both faculty in the U. S. and in China, then the possibilities become that much more exciting.

To our new readers in China, I hope you find these books interesting, practical and worthwhile. Welcome to the global team of medical teachers.

Jack Ende, MD, MACP

August, 2012

1. Helen Keller, circa 1903

2. Christensen CR, Garvin DA, Sweet A. Education for Judgment. Boston, MA: Harvard Business School Press, 1991, p. 15

# 序

## ——为"美国内科医师协会临床教学丛书"（中文版）而作

孤掌难鸣，众志成城[1]

——海伦·凯勒

五年前，美国内科医师协会（American College of Physicians, ACP）几位雄心勃勃而又富有想象力的前辈向我提出了关于编写有关临床教学书籍的想法，目的是"记录下"临床教师在培训医学生、住院医师和专科医师等的职业生涯中必须掌握的教学内容与技巧。工作开始之初，先编写了一份重要写作大纲。稍后，我们决定将 ACP 已有的成熟教材（《门诊教学》）以及热衷临床教学甚至希望成为职业教育者的临床医师所必须掌握的其他内容编入此书。于是，本书由一册变为六册，系列丛书的出版计划正式出台：第一册阐述教育理论；第二册列举教学手段；第三册讲授门诊教学；第四册讲授医院教学①；第五册介绍导师制；第六册探讨医学教育中的领导力。很显然，一名主编已无法担当如此重任。于是，我们分别为每册指定一名或数名该领域权威人士担任主编，组成了一支编委会，并招募作者进行撰写。这样，"临床教学丛书"诞生了，那一年是 2010 年。然而自那以后又发生了什么？

整个医学学术界对"临床教学丛书"的问世有相当好的反响。但这套丛书是否真正成功主要还取决于一个相对较难衡量的指标——它对于读者的影响；具体地说，作为读者的教师们在阅读本书后，是否能学会更好的教学方法，让他们在报告厅、讨论室、医院或门诊的教学活动更有效、更能被学生接受？我心目中的偶像之一，C·罗兰·克里斯滕森曾写到："我对于教学活动［讨论］最根本的认识是：无论教学过程显得多么神秘和难以捉摸，依然是可以学会的"[2]。我很认同此点，并且我坚信整个"临床教学丛书"的团队亦然。

另外有一点值得关注的是："临床教学丛书"自编写之初就是一个团队的工作，那时是由来自美国的团队完成编写，他们之中包括了多位全美最有经验、最具洞察力和创造力的医学教育者。而现在，我

---

① 医院教学是指传统意义以病房为主的临床教学。

十分欣喜而自豪地向大家宣布，"临床教学丛书"的团队又将壮大：我们在北京拥有了新的伙伴，一群执著的医学教育者凭借自身努力，正在将这一系列丛书进行编译，使之符合中国国情，能够更好地应用于临床教学。此外，"临床教学丛书"的中文版也代表着 ACP 和北京协和医学院（PUMC）这两大机构之间的合作。ACP 是美国最具影响力的内科学术组织，它成立于 1915 年，目前拥有 133 000 名普通内科和内科专科医师，他们中的许多人（或许可以说是绝大多数）将教学作为其最重要的活动之一。在中国，也没有一家医学院能比北京协和医学院更适合在医学教育领域与 ACP 进行合作。PUMC 成立于 1906年，是中国医师培训（包括内科医生和其他医学专科医生的培训）的先驱。我最近有幸造访 PUMC，并亲自见证了那里教师的能力、热情、责任感以及不断提升教学的渴望，因此，我无比骄傲地看待PUMC 的教师们加入"临床教学丛书"的团队，并将这些书籍提供给中国的其他同事。

请允许我代表 ACP 和我的编辑们，以及在北京的朋友和伙伴曾学军医师（MD，PhD）——本次合作的重要促成者，鼓励中国的临床教师加入到当地以及美国的志同道合的伙伴团队中，交流彼此教学的方式。如何帮助我们的医学生和住院医师成为更好的医生？如何让教师们在工作中团队合作，互相帮助，成为更好的医学教育者？海伦·凯勒说得对，"孤掌难鸣，众志成城"！如果我们的队伍在壮大，有如世界在变小。美国和中国的教师们共同参与，医学教育的成果将更加鼓舞人心。

中国的读者朋友，希望您能觉得此书有趣、实用，值得一读。欢迎加入全球临床教师团队。

Jack Ende，MD，MACP

2012 年 8 月

（张　昀译，沈　悌校）

## 参 考 文 献

1. Helen Keller，约 1903.
2. Christensen CR，Garvin DA，Sweet A. ducation for Judgment. Boston，MA：Harvard Business School Press，1991，p. 15.

# 引言：面对临床教学的挑战

当年没有电脑，没有 PPT，做幻灯片还需要去图片社，我常去的那间图片社有个广告，上面写着："你想更快捷、更便宜还是更优质？你只能选择两项。"

欢迎进入有回报但同样充满挑战的临床教学领域。在有限的时间内，教师不仅要尽量满足学生的需要，还要为患者提供有效的医疗服务。欢迎阅读美国内科医师协会出版的"临床教学丛书"，本书是其中的第一本《临床教学的理论与实践》。再次欢迎面对摆在医学教育者面前的一些很有趣的挑战。

在这里，我特意选择挑战而不是决定这个词。从幼儿园到高中，所有的教学活动都已经被固化为一系列明确或隐含的决定，而临床教学则需要用更广角的视野来审视。的确，医学教育者每时每刻都在做出影响他们教学活动的决定（经常也会没时间做决定），决策意味着在不同供选方案之间进行选择，但这并不能很好地反映出临床教学的复杂与精妙。临床教学其实一点都不简单。

因此，无论是正式的还是非正式的，基础的还是临床的，有计划的还是即兴的，教学都很复杂，可以说是一系列的挑战。当然，正如教学可以被忽略一样，这些挑战也都可以被忽略。事实上，时有听闻临床医生甚至医学院校的教师选择不做教学而只专注于临床、科研或管理。而在选择主要做教学的医生中，很少人会全职做教学，更少人是为了报酬而教学。长期以来，教学只是一种自愿行为，在这种环境下，我们应该感激那些愿意选择面对临床教学挑战的临床医生。

这本书以及这套书是写给这些选择教学的临床医生。他们是医学知识的薪火相传者，是这个职业的守护者，也是下一代新生医生的助产士。无论是因为什么原因，他们是教学团队的一员，期待与医学生、住院医生、专科医生及教职员工一起面对工作的挑战。他们会努力提高学习者的临床能力、职业精神和个人修养。临床教师知道教学是何等令人兴奋。

他们同样知道临床教学同样可以令人沮丧或困惑，这也是为什么临床教师思考他们即将面对的挑战是何等重要。本章将会介绍一些临床教学中最常遇到的挑战，特别是那些吸引我在过去30年中一直希望解决的挑战。首先要面对的挑战就是教什么，正式的还是非正式的。其次是考虑如何让教学更有目的性，更能为医疗照护工作提供帮助，更有趣味性。再次是如何创造良好的临床教学氛围，如何鼓励职业精神，如何发展道德素质。最后，将介绍如何能让临床教学的过程为教师带来更多回报。最后这一挑战非常重要却常未能被有效讨论。本章引言的末尾还将对本书其他章节做一概述，本章中提到的挑战都会在后面各章节有详细的论述。

## ❖ 如何决定教什么？

假设你要开设一门关于女性健康的选修课，你最需要考虑的是课程内容。本套教学丛书之《医学教育的领导生涯》中会更详细地讨论以下问题：学生已经知道些什么？需要知道什么？什么是他们应该能够做到的？有哪些教学形式？怎样组织更好？如何评估我的教学是否成功？同样，在准备一次讲座时，也可以通过回答上述问题来帮助自己明确需要重点准备的内容（可参见《临床教学方法》一书）。但是对于不那么正规的教学，如在门诊让学生汇报一个哮喘的病例，或在病房查房让实习医生汇报一个充血性心衰的病例时，如何来指导教学呢？尽管门诊教学和病房教学通常是即兴的，但教学内容不应该是随意的。不应该只取决于教师的兴趣和擅长。教学的目的应该是帮助患者得到更好的医疗照护，同时满足医学生的学习需求。你对你的学生了解得越多，知道他们已经知道什么，需要知道什么，你的教学就会越成功。因此我们通常在听完学生的病例汇报后会问："你认为患者存在什么问题？"然后我们认真聆听判断学生知道什么以及他们是如何思考的。了解了这些之后，我们才可能开始有效的教学。克里斯坦森（Christenson）及其同事有过精辟的总结："我们对学生的了解可以帮助我们更好地定位他们，从而以此为起点开始教学。"同时永远不要忘记，在门诊和病房教学时，遵循"少即是多"的原则。

## ❖ 如何让即兴教学成为有目的的教学?

所有玩过激流漂流①的人会更容易理解在繁忙的病房查房是什么情况，绝对不比在急诊室或加强医疗科查房轻松。在拥挤繁忙的门诊情况也好不到哪里去。环境加上紧张的时间压力、准备欠佳的病例汇报以及随时出现需要紧急处理的患者病情变化，整个过程就好比是一次疯狂的漂流。临床教师如何在这种情况下有效组织或至少把握方向让教学沿着正确的方向进行？如何能让即兴的教学成为有目的的教学？

两个建议值得考虑。第一，如在《门诊教学》一书中所述，几个设计好的框架可以用于解决上述问题。五步小技巧模式、SNAPPS 模式及一些其他的模式②可以帮助临床教师利用正确的结构来保证教学有目的地进行。第二，准备一套教学脚本，如《临床教学方法》和《医院教学》中所描述的。舒尔曼（Shulman）称这些教学脚本为"学科教学法知识"。在他的理论中，有组织地开展一个教学话题的方法包括算法、示范、图解以及小讲座等。通过这些方法可以有效展示核心概念，从而帮助教师引导学生走上硕果累累的收获之路。常见病就是常见病，在临床，要随时准备教学最常见的临床问题和疾病。另外要随时更新脚本并进行调整使其适合学生的需要。

第三，将布鲁克菲尔德（Brookfield）提出的"组织观（an organizing vision）"用于教学，这是一种包含了一系列关于教学的信念和价值观的理念，你认为在患者照护及学生需求中最重要的是什么，如何和你的特长相适应。对于一些人来讲，这种特长可能是物理诊断，而对于另外一些人来讲，则可能是循证医学。注意不要过

---

①此处将病房查房和极限运动激流漂流相比，因为两者同样紧张刺激。
②提到的教学模式具体内容参加系列丛书之《门诊教学》。

于理想化或特立独行，尽量保证你的教学是真实客观的并反映出你的价值观。相信学生会在教学中感受到你的理念。

## ❖ 如何让教学成为患者照护的有益补充?

　　临床医学教学可以在实际的临床场景中进行，这让其他很多专业嫉妒。法学院需要模拟决议法庭，建筑学院需要建工作室，而医学院只需要简单地打开医院大门。鲁德密尔（Ludmerer）指出临床教学的这种便利并非与生俱来的，事实上，能够在实际临床中学习是20世纪初医学教育者通过艰苦的努力争取到的重要成果之一。因此，如果临床教师不能充分利用这种便利，这将是多么遗憾的一件事!

　　教学技巧不应该是临床教学的核心，这个核心位置应该属于临床技能。临床教育者的临床专业水平与他们的教学能力水平在很大程度上是紧密相连的。舒尔曼认为教学技巧和临床知识的共同之处就是两者都是高效教学所必需的。只懂教学不懂临床的教师和只懂临床不懂教学的教师一样都不可能成为好的临床教师。当有技巧的医生和学生一起合作解决真正的临床问题时，尤其是那些很棘手的问题时，临床知识就可以与教学技巧很完美地结合。通常这种教学可以让教师有进一步搞清楚临床问题的需求。绍恩（Schön）称这种通过教学搞清楚临床问题的情况为行动中的反思。他对教师和学生的对话有如下描述：他们的对话流畅而不费力，其注意力集中于手上的问题，他们通常只讲半句话就可以使对方明白自己的想法。在这种情况下时间过得很快，每个人都很专注，势能状态也都很高。这种体验式学习的基本原则就是让学习者在前方探索，然后率先遇到临床问题。我们也不要低估以下教学方法的效果，如把自己的想法说出来和邀请学生一同合作解决临床问题。

## ❖ 如何判断学生的能力从而为其分配相应的责任?

　　让医学生、住院医生和接受专科培训者承担相应的责任是医学教育的基石，对医学生而言，这一点尤为重要。目前有几种方法可以判断并对学生的能力进行分类。其中在医学生评估中最常采用的是潘格罗的四阶段 RIME 评估方法（RIME 是指受训者能力发展的不同阶段，由低到高分别是：汇报者、解读者、管理者和教育者）。但对于住院医生和接受专科培训者，是否达到一定的临床能力，是否准备好接受临床责任则是另外一回事。毋庸置疑，学生无论承担何种责任都需要主治医生的督导，而这种督导肯定是因人而异的。有些住院医生和接受专科培训者可以被充分信任，让主治医生很放心，但另外有一些可能就需要主治医生更全面的督导。督导程度的判断需要主治医生留心并观察受训者的表现，判断什么样的临床决策和操作是可以放手的，什么时候则要看得紧一些。研究结果表明，受训者的自我评估是不可靠的，自我评估的结果与自身能力并无很好的相关性，大多数受训者会过高评估自己的能力，而且能力水平处在最差的 25% 的受训人群是最容易高估自己能力的人群。还有其他的研究表明受训者并不愿意寻求帮助。虽然我们自己或我们的住院医生未必会有上述问题，但研究结果认为客观的能力评估、更全面的评估系统（与单纯自我评估相比）以及认真的督导和有技巧的教学对受训者的评估十分重要。但评估并非易事，如何既能保持与受训者之间的良好关系，保护他们的自信心，又能正确评估他们的能力值得思考。

## ❖ 何时应该批评而不是听之任之？

数据表明当临床教师发现学生行为不当时，往往不会选择直接批评。原因可能包括以下方面，希望维持与学生的良好关系，希望保护学生的自尊心，或者教师对批评教育的尺度把握不当。临床教学人员是医疗行业职业精神的保护者，如果我们教职人员不能高标准地要求学生，甚至有时不能对违背医疗职业精神的行为零容忍，那么整体医生人群的专业素质就岌岌可危了。

什么样的行为是需要医学教育者及时批评督促改正的呢？一般而言，在工作中所有可能给患者、给医疗团队、给整个医疗系统带来负面影响的行为都在范畴之内。怀辛格（Weisinger）曾提出"友好批评"原则，并推动其在临床教育中应用以改善个人行为并保证整个医疗机构的良好运作。做到这一点，我们首先要明确批评的标准，并让学生也清楚这一标准，通过合适的反馈方法提醒学生。第二，我们要让他们了解受到批评的这些行为已经造成或可能造成的后果。第三，也是最重要的一点就是告诉他们以后需要如何改进。在涉及医务人员职业精神的一些工作领域，我们需要格外仔细地观察学生，对不当行为及时批评，然后再继续观察行为的改变。

## ❖ 我们的工作真能影响学生的道德水平吗？

当我们试图提高学生的人文精神和职业精神时，亟需回答的就是这个问题。对于职业精神，亨德（Huddle）有过相关的评论："将职业精神视为一种专业或能力是一种冠冕堂皇的说法。对于那些乐于助人的、尽责的、富有同情心的住院医生或受训者而言可能的确是这样。但医学教育者实际上强调的是医德，是底线要求，而不仅仅是要求其掌握一种临床技能。"

亨德接着评论道："职业精神和培训意味着在有更取巧的方法的诱惑下，你仍需要克服饥饿、焦虑、疲劳或下班回家的欲望，多花时间和精力做正确的事。职业精神教育，在医学教育者眼中应该意味着热情、仁慈、诚实和坚毅等素质的全方面训练。在临床培训中，这也许并不是不可能完成的任务，但我想说的是这可能比我们想象得要困难得多。它需要医学教育者自身具有一定的道德水平，同时也要花一定的时间和受训者建立关系。以上这些可能都是我们大多数人在工作中未曾仔细考虑过，但却一直在做的事情。"

各种设计用来培养职业精神和人文精神的讲座、研讨、查房及小组实践虽然很重要，但临床教师一定不要低估他们在临床带教中的导师和示范作用，他们花在与医学生、住院医生和专科受训者密切接触、共同工作的时间和精力是值得的。

## ❖ 临床教师应该如何让受训者重视查房？

大多数临床中的教学带有强迫的性质，比如要求每个人都必须参加查房。但是不同的学习者对于临床教学活动的热情程度有很大的差异。我们不妨观察一下，是否团队成员都可以准时参加查房？是否每个人都注意听查房？他们是不是真的都摒除杂念听得聚精会神？很多差异归因于受训者自身、教师以及环境的因素。

在马尔科姆·格拉德威尔（Malcolm Gladwell）① 的《引爆点》一书中描述了行为如何作用于环境。当然，这其中个人因素和社会因素都起了作用，但是一些外在因素，如物理条件的改变，通过很显著的力量作用也可以做到类似的影响。格拉德威尔描述了"破窗"效应，指出犯罪被认为是一种无序状态，甚至是一种氛围的结果。他写道："如果一栋大厦的一扇窗被打破并且一直没有修好，那么经过的人就会认为这件事没人关心也没人管。于是很快，更多的窗就会被打破，甚至情况会更差"。格拉德威尔引用的关于环境影响力的另一个例子是在普林斯顿神学院做的一个有趣的试验。研究者发现即使受试的神学院学生在近期刚刚学过关于慈善的撒马利亚人②的圣经故事，他们赶着去考试在路上却并没有因此选择停下来帮助一个表情痛苦的路人。决定这些学生是否停下来帮助这个人的决定因素是他们是否有足够时间赶上马上要进行的考试。

这种环境影响力对医学教育会有什么样的影响呢？事实上这种影响的作用很大。如果医学生看到教师上课迟到，那么他们也就会觉得迟到没有什么。如果用于查房的房间杂乱无章，那么也很难指望医学生的汇报很有条理。如果没有给住院医生足够的时间去管理患者，那么就算再有责任心的住院医生也会开始学着投机取巧了。因此，在医学教育环境中的所有可能起作用的因素都应该被仔细检

---

①马尔科姆·格拉德威尔是美国专栏作家，2005 年被《时代》周刊评为全球最有影响力的 100 位人物之一。《引爆点》（The Tipping Point）是他的成名作，为 2005 年纽约时报畅销书榜首。

②指对苦难者给予同情帮助的好心人

查并受到教师的重视。办公室桌上的那些旧报纸和未收拾的咖啡杯可能不会造成医疗质量的明显下降，但肯定对查房没什么好处。

## ❖ 如何让临床教学更有趣，甚至成为一种快乐？

注意教学的氛围是帮助判断临床教学整体环境的方法之一。在本系列丛书之《临床教学方法》一书中，史盖夫（Skeff）和斯彻特斯（Stratos）用了一种七分类模式来评估和分析教学。其中类别1就是教学气氛。史盖夫和斯彻特斯将教学气氛定义为"整体教学的基调和氛围，其中包括是否是诱导教学，是否学习者可以轻松地定位自己并找到自身的不足。"了解教学气氛最简单的方法就是回答以下问题"学生愿意在这里学习吗？"

医学教育者的幸运之处在于他们指导教学的都是真实发生的病例。因此，临床教学的最大优势就是帮助学习者解决他们希望解决的问题。但疲劳、压力和很多令人分心的事也同样存在于临床教学的环境之中，因此教师需要尽一切可能让教学更有趣，甚至能带来快乐。讲故事、讲笑话、做游戏和进行竞赛都可以被整合到临床教学之中。总而言之，一切能鼓励积极向上学习气氛的事都值得我们考虑。

另一个同样重要的问题是："教师是否想在这里教学？"每个人都知道，临床教学是非常辛苦的，其中令人厌烦和辛苦之处显而易见，反而伴随教学的快乐有时不那么明显。因此教师的热情非常重要，无可替代。

## ❖ 如何让教师保持教学热情？

谈到教学，一位非临床教学的教育者布鲁克菲尔德（Brookfield）这样写道："狂热、希望、怀疑、恐惧、狂喜、疲惫、同袍之谊、孤独、虽败犹荣、虚无的胜利以及凌驾惊奇与犹疑之上的信心——如何能够用一个词或一个短语抓住教学的精髓？实际上教学经常是一个光荣且混乱的旅程，充斥着惊奇、震惊和风险。"

另外，在教学的同时还要面对医疗实践中复杂多变的情况和压力。你应该理解为什么让教师保持教学热情是如此重要了。更何况这种热情的保持对个人而言不是件容易的事。

如何了解和掌控情绪是一门学问，有些经验我们是可以借鉴的。例如，如何设定自己的目标，如何做好时间管理，如何控制情绪以及如何庆祝胜利。下面的建议是更加专门针对临床教学人员的。第一，找一个在教学方面与你有相似之处的同事或者导师，大家交流一下教学的情况。不管这种交流是为了得到一些建议，还是分享一下成功，还是单纯拉拉关系，这种关于教学的交流都会给你带来很大帮助。

第二，掌握自我评估的技巧以了解自己在教学方面做得到底如何。学生的反馈意见和教学的奖励都有助于反映你成功的一面，但可能并不全面或真实。确定你的目标及评估指标，从而帮助你了解你自己究竟是否已经取得成功十分重要。在本书的第四章中，施泰纳特（Steinert）提供了一个更详细的方法来介绍如何做到这一点。

第三，鼓励你的学生和你保持联系。就像临床医生在多年后听到患者对他的感激可以获得成就感，临床教师同样可以通过与以往学生保持联系来获得巨大的满足感。

第四，读一读医学教育史。作为一名医学教师，你和所有那些做出突出贡献的前人一样，也是历史的一部分，你要心存感激，你能享受到由于前人努力给这个职业带来的最大便利。读一读医学教育的理论和研究，对决策成功或失败的来龙去脉了解得越多，在教学过程中遇到奇迹的可能性就越大。

第五，参加教师培训。可以帮助我们理解临床教学过程同时掌握新的教学方法，了解新事物。

第六，以教学为动力，促使我们保持甚至增加我们的医学知识。掌握一门学科会让人获得极大的满足感。没有什么比被迫做一件事更让人提不起兴趣的了。

第七，正如奥兰德（Orlander）和弗林克（Fincke）在本书第三章提醒我们的，尽可能多地了解你的学生，他们来自迥然不同的背景，并会把他们的生活经历带到他们的医疗工作中。不管他们是和你的孩子同龄还是仅仅比你小几岁，记住，你将会有很大的机会去改变他们以及改变他们的患者。

## ❖ 关于这本书

　　本书是整套系列丛书的基础。在引言部分，我提出了数个在多年担任临床教师过程中对我而言一直很重要的问题。我希望这些问题能让读者感兴趣。我可以肯定的是，你们在读过后面我的同事们撰写的章节后，一定可以从这些问题的解答中获益。在第一章和第二章里，朱迪斯·布朗（Judith Brown）和斯科特·史密斯（C. Scott Smith）通过应用教育理论来解释医学生和住院医生是如何学习的，以及作为教师我们应该如何评估学生的临床水平。第一章主要阐述的是理论知识，第二章重点应用实例解释如何在实际教学工作中应用这些理论。第三章，杰·奥兰德（Jay Orlander）和格雷姆·弗林克（Graeme Fincke）解析了最优秀教师的行为特征，第四章，伊冯·施泰纳特（Yvonne Steinert）阐述了如何通过反思自己的教学工作及通过参加教师培训来提高自己的水平。第五章，威廉姆斯·赫什（William Hirsh）为教师提供指南，指导他们如何保持并提高自己的医学知识，以及如何熟练使用各种电脑为基础的系统工具。本书的最后提供了一系列真实的临床教学故事。这些故事来自于美国内科医师协会成员们提供的"在教学和学习中值得回忆的时刻"。这些故事详细讲述了提供者作为教师或学生最深刻生动的记忆，同时也给了我很多机会来根据在本书中和本系列其他书目中各章节作者们的理论来思考这些真实的教学案例。

　　　杰克·英德（Jack Ende），医学博士，美国内科医师协会专家

费城，宾夕法尼亚州，2010

（焦洋译　黄晓明校）

# 参 考 文 献

1. **Sparks-Langer GM, Starks AJ, Pasch M, Burke W, Moody CD, Gardner TG.** Teaching as Decision Making: Successful Practices for the Secondary Teacher. Upper Saddle River, NJ: Prentice Hall; 2003.
2. **Ludmerer KM.** Time to Heal: American Medical Education from the Turn of the Century to the Era of Managed Care. New York: Oxford Univ Pr; 1999.
3. **Christensen CR, Garvin DA, Sweet A.** Education for Judgment: The Artistry of Discussion Leadership. Boston: Harvard Business School Pr; 1991:26.
4. **Neher JO, Gordon KC, Meyer B, Stevens N.** A five-step "microskills" model of clinical teaching. J Am Board Fam Pract. 1992;5:419-24.
5. **Wolpaw TM, Wolpaw DR, Papp KK.** SNAPPS: a learner-centered model for outpatient education. Acad Med. 2003;78:893-8.
6. **Alguire PC, DeWitt DE, Pinsky LE, Ferenchick GS.** Teaching in Your Office: A Guide to Instructing Medical Students and Residents. 2nd ed. Philadelphia: ACP Pr; 2008:51-73.
7. **Irby DM.** What clinical teachers in medicine need to know. Acad Med. 1994;69:333-42.
8. **Shulman LS.** Knowledge and teaching: foundations of the new reform. Harvard Educational Review. 1987;57:1-22.
9. **Brookfield SD.** The Skillful Teacher. San Francisco, CA: Jossey-Bass; 1990:253-79.
10. **Ludmerer KM.** Learning to Heal: The Development of American Medical Education. New York: Basic Books; 1985.
11. **Schön DA.** The Reflective Practitioner: How Professionals Think in Action. New York: Basic Books; 1983.
12. **Ende J.** Reflections on teaching: an essay based on two books by Donald A. Schon. J Gen Intern Med. 1990;5:183-5.
13. **Pangaro L.** A new vocabulary and other innovations for improving descriptive in-training evaluations. Acad Med. 1999;74:1203-7.
14. **Ward M, Gruppen L, Regehr G.** Measuring self-assessment: current state of the art. Adv Health Sci Educ Theory Pract. 2002;7:63-80.
15. **Kennedy TJ, Regehr G, Baker GR, Lingard LA.** 'It's a cultural expectation...' The pressure on medical trainees to work independently in clinical practice. Med Educ. 2009; 43:645-53.
16. **Ginsburg S, Lingard L, Regehr G, Underwood K.** Know when to rock the boat: how faculty rationalize students' behaviors. J Gen Intern Med. 2008;23:942-7.
17. **ABIM Foundation, ACP-ASIM Foundation, and European Federation of Internal Medicine.** Medical professionalism in the new millennium: a physician charter. Ann Intern Med. 2002;136:243-6.
18. **Weisinger H.** The Power of Positive Criticism. New York: AMACOM; 1999.
19. **Huddle TS.** Teaching professionalism: is medical morality a competency? Acad Med. 2005;80:885-91.
20. **Gladwell M.** The Tipping Point: How Little Things Can Make a Big Difference. Boston: Little, Brown; 2000.
21. **Brookfield SD.** The Skillful Teacher. San Francisco, CA: Jossey-Bass; 1990:1.
22. **Manning PR, DeBakey L.** Medicine: Preserving the Passion. New York: Springer-Verlag; 1987.
23. **Weisinger H.** Emotional Intelligence at Work. San Francisco, CA: Jossey-Bass; 1998.

# 目　录

# 第 1 章

## 从新手到教学专家：学习理论如何促进教学

Judith L. Bowen，MD，FACP

C. Scott Smith，MD，FACP

---

**要点**

- 学习理论可以为教学提供理论框架，当教师发现学生遇到困难时尤为有用。
- 有一些临床技能可通过可测量手段进行评估，行为理论方法在处理这些技能上是非常有用的。
- 认知理论方法对于临床推理技能的提高很有帮助，最佳的切入点就是要求学生确认其面对的临床问题的类型。
- 社会学习方法在处理个人和团队动力上很有用，这一方法应该基于共同的核心价值。
- 经验学方法强调反馈，要求师生关系密切且连续。

---

充分了解医生是如何学习以及如何受学习环境影响，将有助于临床教师指导学生学习。本章将介绍四个可应用于医学教育的学习理论，而下一章将介绍这些理论在常见教学问题中的应用。行为理论，是历史最久最为我们所熟知的理论，为学习技能和评估行为提供了模型。认知学习理论帮助理解知识的构建、存储和提取，并可应用于临床推理的过程。社会学习理论探讨态度与环境的关系及其对学习的影响。因为绝大多数的临床教学是在临床环境中进行的，在该环境中医学生和住院医生需要照顾患者，因此，在本章最后部分我们将介绍经

验学习理论以及这一理论与其他三个基础理论的关系。

## ❖ 行为学习理论

### 前提

学习是可观察到的行为改变，这种行为是可被外在因素影响的，且这种影响方式是可预知的。

### 概述

20 世纪前半期，经典和操作性条件反射领域的早期工作使得行为学派在心理学和学习理论的研究中占主导地位（尤其是在美国）。直到现在，行为学的研究结果仍在影响着医学教育的诸多领域，如课程设计、测试和资格认证等。

### 背景

在 20 世纪早期，巴甫洛夫（Pavlov）关于经典条件反射（存在于两个刺激之间的联系，如钟声和食物）以及沃森（Watson）和斯金纳（Skinner）等人关于操作性条件反射（行为与后果之间的联系）的研究工作为心理学和学习理论创造出很多影响深远的研究准则。行为学研究方法的吸引力在于其科学性。该方法主要依靠观察，无需求助一些定义不清的假想的 "概念"，因此直至今天都具有说服力。在教育上人们更关注是什么样的奖励、惩罚或者设计出来的期望可以在所期望的方向上影响行为。

行为学派对医学教育有着深刻的影响。例如，课程设计经常应用改良的 ADDIE 模式（A：分析；D：设计；D：发展；I：实施；E：评估）。这个方法应用的前提是假设教学方法可以通过教学经验和程序化设计以取得预期的目标结果。

现在的评估反馈技术常常是基于行为理论的。比如，所谓 "标准病人" 就是一个普通人去扮演一个真实的病人并且客观地根据各项规定的标准要求来评估学生。哈登（Harden）及其同事将这种评估拓展为多站的行为评估，也就是我们通常知道的客观结构化临床考试。在有足够多的考核站的情况下，这种客观结构化的临床考试有足够的心理测试特性可以全面评估查体技巧、诊断能力和医患交流的能力。

最后，在过去的40年里，医学教育无论在培训过程（教什么内容和如何教）还是培训结果（能力，即最终学到什么）都在世界范围内有明显的变化。如美国、英国和加拿大开始发起的基于能力的结果评估反映的就是行为理论观点。

### 应用

行为学习理论为基于表现的教育和评估提供了理论基础。为帮助解决学生的困难，需提前建立一个大体架构，如详细明确核心工作表现要求、确认重要的支持资源（精神科专科医生、国家特殊损害医师计划、残障评估师）、为学生和教职人员做好预期与资源的情况介绍。不同类型的困难的解决方法是不同的（例如，根据法律程序，密切的指导和监督有利于帮助残障学习者适应学习），因此将困难分类很重要。表1-1显示了困难的分类和解决问题的方法，可以帮助表现未能达标的学生找到帮助其解决问题的方法。与职业精神培训和其他"高级"行为相关的目标也可能需要行为理论方法来解决。

表1-1 根据行为理论方法解决未达目标学生的问题

| 分类 | 未达目标的例子 | 需要的计划 | 教职员工需要做到 | 常见困难 |
| --- | --- | --- | --- | --- |
| 认知 | 知识基础缺乏<br>记忆困难<br>阅读技巧差 | 医学生的学习目标 | 收集和解释教师的学术判断 | 由帮助到辅导 |
| 职业精神 | 团队合作欠佳<br>拖沓<br>病历记录不准确 | 解释清楚职业精神的具体标准 | 收集和解释教师和同学的评价 | 缺乏数据 |

续　表

| 分类 | 未达目标的例子 | 需要的计划 | 教职员工需要做到 | 常见困难 |
|---|---|---|---|---|
| 表现 | 学习障碍<br>成瘾<br>身心疾病 | 可应用的重要支持资源（精神科专科医生、国家特殊损害医师计划、残障评估师） | 了解康复活动和国人残障活动的举办时间<br>列出核心工作职能 | 不理解整个过程和活动要求<br>注意保密性 |

**基于行为学习理论的教学方法例释**

掌握学习方法

对于某些技能的学习（如学习高级心脏生命支持），留出固定的时间教学是不够的，我们需要为掌握某种能力制定一个严格的标准，只有达到检查清单上的要求才能认可你已经掌握了该能力。比如学生在模拟教具上进行练习并获得反馈，直到他们掌握技能。一般来讲，绝大多数学生可以在事先规定的时间内掌握需要学习的技能，而再多几分钟会有更多的学生通过，所以不过于限制时间的好处是能让更多的人真正掌握培训的技能。但这一方法需要课程允许每个学生有弹性的学习时间和不同形式"考试"（如此才能有足够多的练习并反馈的机会），这有可能成为课程设计上的主要障碍。

客观结构化临床考试

客观结构化临床考试是目前临床能力评估的常用手段。这种考试方法可以用来考核一个特定的临床问题（如胸痛），考核内容均围绕该问题展开（询问病史、分析心电图结果、实施正确的心肺复苏），根据内容设计出多站考试，每一站考核设定不同的内容。某些站点，可以用经过培训的演员来扮演患者，比如扮演一个因胸痛来急诊室的患者，然后根据考试要点来逐一评估受试者问病史和查体的技能。而另外一些站点则可以借助模拟教具或影像学及心电图的结果对受试者进行考核。90分钟的多站考试结合笔试分析题可以获得真实可信的数据，适用于重要的评估和测试。框 1-1 中总结了临床教学中应用行为学习理论的要点。

**框 1-1　行为学习理论要点**

- 行为学习理论最适用于临床技能教学。
- 当临床技能可通过客观方法进行评估时才考虑应用行为学习理论方法。
- 尽管行为学习理论方法看上去非常客观，但在其评估系统中仍存在着相当多的主观因素影响，如不同观察评估者之间的差别。学生在临床教师处学习时可能给人留下了不同的印象，或学生在临床轮转时的名声好坏都可能对评估者产生正面或负面的影响。
- 行为学习理论方法用于形成性反馈时需要综合多方面的观察数据。
- 以行为学习理论为基础的评估检查表不太适用于诸如职业精神、诊断推理和其他一些患者照护方面的能力评估。

## ❖ 认知学习理论

### 前提

认知学习理论的假设前提是记忆结构和抽象问题表征是临床推理的核心要素。这一理论评估的是医生将患者病史及相关背景要素转化为诊断及检查与治疗策略的能力。

### 概述

当面对患者时，医生需要收集资料、加以整理、进行合理解释并以此为依据决定后面一系列诊治策略。很多时候，医生必须在面对一些不确定性因素的情况下采取进一步的诊疗措施。资深的医学专家具有更丰富的医学知识，更灵活的推理能力以及减少错误和偏倚的监督策略与终生学习的驱动力。我们的医学教育如何能够指导那些刚刚初窥门径的医学生，使其能够精于诊断成为独立执业的医生？在这方面，医学教育的相关研究提供了一些指导。

在过去的 30 年间，关于临床医师如何进行诊断推理方面的研究让我们提高了对知识如何储存、如何提取并应用于临床、临床推理的策略及认知误区等方面的认识。早期研究试图发现医学专家用于解决临床问题的一般性推理策略，但结果却表明专业技能只局限于特定的专业领域。如肾内科专科医生虽然可以熟练地处理涉及肾脏疾病的复杂问题，但在处理其他专科的问题上，与一个低年资的住院医生没什么差别。

其后，认知理论的研究者研究新手和有经验的医生间的差别以进一步明确临床推理过程。研究结果发现了两种临床推理的方法。临床经验少的医生或面对复杂不明确的临床问题时，最常采用的推理方法是"分析"或"反省"的推理方法。而有经验的医生遇到熟悉的问题时，最常采用的是"非分析"或称"自动"的推理方法，这一方法又被称作"模式识别"。新的研究证据表明，对于所有不那么简单直接的病例来讲，二者结合的推理方法可能更有利于得出正确的诊断。

## 背景

虽然丰富的医学知识并不意味着一定能获得正确的诊断，但却是成功进行诊断推理的基础。很多研究已经揭示了知识的存储与提取应用之间的关系。

### 记忆的结构

人脑存储短期记忆的能力并不好。研究显示一个人最多可以同时在短期记忆中存储 7~10 条独立的信息。因此，信息被归类整合为概念才可能更好地在推理过程中被利用。此外，相关信息被提取的速度与触发点和所需知识之间的神经链接强度有关，因此，建立这些链接对于知识的应用也是非常必要的。

在临床医学教育中，患者提供的病史就是激活相关知识的触发点。随着临床实践的增加和经验的积累，与某一个诊断相关的临床症状和体征被作为一个综合征整合到了记忆中，并且与同一类别的相关原型病例被归类存储到一起。例如，一个典型的社区获得性肺炎球菌肺炎的病例会成为其他肺炎病例的基础原型病例。

有一种理论认为相关医学知识以"疾病脚本"的形式存储起来。

这些脚本包括三个部分：易感因素、病理生理损害和结果（即临床表现）。患者的故事触发了头脑中相关"疾病脚本"的搜索、筛选和确认过程。举例而言，一个发热伴咳嗽的患者可能触发记忆中搜索包含有发热和咳嗽为主要临床表现的记忆脚本。在早期信息的收集中，全身乏力、发热、寒战、咳嗽、咳脓痰以及呼吸困难可能会触发临床医生筛选到肺炎相关的疾病脚本。接下来，内科医师就会寻找相关易感因素的信息来进一步确认搜索到的脚本，如询问患者的健康状态、暴露情况以及接受疫苗的情况等等。在复杂情况下，一个表现不典型的病例可能导致同时搜索到多个不同的脚本，随后的确认过程需要确定哪些疾病脚本被保留而哪些被舍弃，这就是形成可能的诊断假设的过程。随着经验的增加，记忆中的疾病脚本的存储也会随之扩展，不仅会包含典型病例，也会有不典型病例。

另一种理论则认为临床医生会在记忆中存储实际的临床病例，这些被称为"模板"或"实例脚本"。这些病例通常都是记忆深刻的经历，包含了很多正面或负面的强烈情感。当这些记忆被触发时，医生往往能回忆起关于患者、场景和其他各个相关因素的准确的细节。例如，处理的第一个急性心肌梗死的患者，过程中经历室性心动过速、心脏骤停、抢救、最后患者康复，整个过程由于医生投入很多情感会让他印象深刻，绝大多数医生即使在很多年后仍然可以精确回忆出关于这样一位患者的很多细节。

其实用来解释知识是如何被存储在记忆中的各种模型相互间是有重叠的，而且提取相关知识进行推理的过程也不是唯一固定的，很可能通过很多不同的方式在进行。

*临床推理*

如前文所述，认知研究认为临床推理过程有两种主要途径，一种是分析推理，另一种是非分析（自动）推理。分析推理是一种有意识的、思考性的推理过程，整个过程包括激活知识储备、寻找恰当的疾病脚本、权衡相关的诊断假设、比较和分析可能性大小、最后做出最有可能解释临床表现的判断。作为一种有意识的思考，是可以做到一定程度的自我评估的（例如，我是否考虑到了所有的诊断可能性？）。非分析推理是在潜意识中快速进行的。有经验的临床医生在某些情况下可以无需推理通过"就是知道"而得出诊断。认知理论显示这种

"就是知道"是通过无意识地识别出既往已经存储在记忆中的临床特征组合而节省了有意识的认真思考的过程，从而立即得到了诊断。这一高效过程被称之为模式识别。任何一个人都不能有意识地重建和评估一个无意识的过程，因此模式识别不能通过反省来进行自我评估。短时记忆的局限性可能会促成这种无意识的思考过程，使效率更高的临床决策策略更容易形成。

这种自动推理和模式识别的能力来自于丰富的临床经验。临床学习者在临床受训的初期多会采用分析推理的方法，但随着时间进展，那些反复在临床中遇到的问题就会变得更容易被识别，推理的过程也就变得越来越自动化。

*临床问题的类别*

要想有效地提取相关知识储备，临床医生必须能够识别他们面对的临床问题的类型。关于问题识别能力在解决临床问题中作用的相关研究显示，将患者的叙述性语言和其他临床信息提炼转化为一个综合性的摘要，可以促进问题类别的识别并且激活寻找、选择和确认疾病脚本的过程。

一个成功的问题再提取和呈现过程，关键在于摘要的水平。那些没能有效总结出病例主要特点的摘要往往给提取记忆中的疾病脚本或病例增加了难度。通常，进行问题再提取的步骤是在无意识的情况下进行的。但当临床问题复杂且很不清楚时，有意识地进行临床问题再提取（例如，这是一个免疫抑制男性患者，临床主要表现为发热、体重下降和吞咽困难）则可以帮助下一步相关数据的收集。

*发展框架*

施密特（Schmidt）及其同事综合了针对新手和医学专家认知区别的研究结果，提出了一个临床推理的进阶理论。刚刚进入临床的学习者，其知识是根据疾病分类来进行储存的，往往会应用病理生理的知识来解释临床表现。而随着在临床工作时间的增加，学习者开始可以识别临床综合征的核心临床特点，因此开始建立基于临床表现分类的医学知识储备。因此，对肺部正常生理和肺炎病理改变的相关知识被储存到了其他地方，而患者出现全身乏力、发热、寒战、咳嗽、咳脓痰及呼吸困难意味着什么？这部分知识和理解被独立出来。随着接触到更多的肺炎患者，当遇到患者有类似于后面这些临床症状相关信息时，往往会激发学习者回忆起以往在类似患者身上获得的经验，包括当时的最终诊断、阅读或讨论所学到的知识等。

鲍蒂（Bordage）及其同事则对临床推理的措辞用语的研究更感兴趣。这项研究结果提出措辞的不同类型。研究者可以通过听取临床医生针对某一临床问题的推理过程的表述，判断其措辞的类型，从而了解其知识结构，并以此来预测这位临床医生能否得出正确的诊断。框 1-2 中描述了四类措辞组织类型。

**框 1-2  措辞组织类型**

1. **无言以对型**。学生没有相关的医学知识或不能理解临床问题，从而不能有效地将病例特点与存储的知识联系起来。学生存储的知识不能被激发时，其表现与缺乏相应的知识无法区分。这种情况下，学生被问到"你对这个问题怎么考虑？"时，要么是说不出太多，要么干脆回答"我不知道"。

2. **零零碎碎型**。这一类型的学生当被问到"你是怎么考虑的？"时，会说出一些分散的病例特点。这些特点可以触发其与病理生理或一些诊断的联系，但往往由于不能反映出病例的其他特点，因此不能建立病例与诊断之间的联系。比如肺炎患者的临床特点可能都被单个分析了，当发热是主要表现时，和发热相联系的一系列诊断被触发；而当呼吸困难表现突出时，一系列新的诊断又被触发。虽然学生的知识很丰富，但由于病例的临床整体表现被忽视了，所以能得出广泛的诊断却没有轻重之分，也就不能形成诊断假设。

3. **清晰描述型**。这一类型的特点是可以将特定的病例特点转化为概括综合的专用名词。如将"我几天前开始感觉不舒服"转化为"急性的"。这些概括的描述词有两个主要特点。第一，它们都有对应的反义词，如急性和慢性、咳痰和干咳、疾病面容和面容正常。第二，这些描述词基本上都是用来描述病史中发现的问题。如起病（"什么时候开始出现症状的？"——急性、亚急性、还是慢性；突然起病还是逐渐起病）、部位（"什么地方不舒服？"——单侧还是双侧；局限的还是弥漫的；单关节的还是多关节的）、病程（"你的症状有反复吗？"——阵发的还是持续的；复发的还是缓解的），严重程度（"你怎么形容这种不舒服？"——重的还是轻的，锐痛还是钝痛），其他（青年还是老年，男性还是女性，吸烟还是不吸烟）。此外，清晰描述型学生会主动比对临床表现和各种可能的诊断考虑。这样的口头病例汇报清晰易懂并且很有条理。

续  表

4. **加工整理型**。这一类型的特点是临床病例报告表达言简意赅并有高度的概括，学生在已有临床特点的基础上还会积极寻找其他信息或证据帮助更透彻理解所遇到的临床问题。这样得出的鉴别诊断不会太多。最初，可能很难判断学生是因为运气好恰好猜中了诊断，还是确实属于加工整理型学生。但随着进一步的提问，比如"他的症状还有其他疾病可以解释吗?"，加工整理型学生会比对病例特点与高度相关的诊断。无言以对型和零零碎碎型学生很难得出正确的诊断，而清晰描述型和加工整理型则诊断的正确性很高。

### 综合的推理策略

多数情况下，对于患者症状最可能的解释会首先在临床医生的脑海中浮现，并成为患者的诊断。而对于更复杂的临床问题，则会形成多个可能的假设，此时就需要做一些辅助检查帮助进一步明确诊断。以上描述不过是整个诊断推理过程中的一个步骤。诊断推理过程更像是需要完成的一系列任务，而每次的任务随临床问题的性质不同而不同。临床医生不要拘泥于一种方法来解决临床问题，他们可以通过多种途径或方法得出正确的诊断。新的认知研究结果显示，在清晰指导下运用综合推理策略或多种方法进行诊断可以提高临床医生的诊断准确性，并降低出现下意识推理偏倚的可能性。在伊娃（Eva）及其同事的研究中，她们要求受试医生先根据自己的直觉做出诊断（自动推理），然后再检查诊断中是否遗漏了重要的病例特点（分析推理），这种做法提高了医生的诊断准确率。进一步的研究显示，当受试医生的思维受到不正确的诊断建议影响时，通过运用综合的推理策略方法可以获得最高的诊断准确性。

目前对于如何触发临床医生在自动推理和分析推理之间进行转换知之甚少。马梅德（Mamede）及其同事进行了一系列研究来探索病例复杂性和难易程度在推理策略转换中的作用。研究发现在第二年内科住院医生中，当发现患者有不典型临床表现提示多种可能诊断时，或受到暗示病例比较困难其他人不能解决时，他们往往更会选择分析推理法并且也更可能得出正确的诊断。这一结果表明病例的复杂性可能是运用分析推理的方法得出更准确诊断的触发点。当受训者刚进入临床时，大多数的病例都可能被视为复杂或不明确的，因此进一步验证了之前的研究结果，即新手更容易选用分析推理的方法。

**应用**

认知理论为如何在记忆中构建知识储备以及在诊断推理和临床判断中迅速提取并运用提供了理论基础。医学知识以几何级数的增长很容易让临床医生变得无所适从。有证据显示早期学到的知识记得更牢固，如果需要修正或更新则更费力。文献系统回顾对于持续地更新知识储备是非常必要的，但却需要具备一定的批判性阅读技巧。最初寻找和阅读关于自己患者的资料是为了加强临床表现和诊断间的链接记忆，而随后养成的阅读习惯则是为了持续更新安全、有效并能使患者受益的最新医学证据。

随着经验的积累，临床医生会在自己熟悉的专业领域更多地应用自动推理的方法。但我们必须要养成反省的习惯来避免诊断中的偏差，培养一双善于发现不典型表现的慧眼，来辨别出那些掩盖在典型或我们所熟悉的临床表现下面的疑难病。只有养成这些习惯才能算是达到了诊断推理专家的水平。

**基于认知学习理论的教学方法例释**

*一对一的临床病例讨论*

这一方法通常应用于门诊急诊教学中，在那里，不同水平的学生都需要向指导老师汇报病例。正如有学者提出的"一分钟观察"[1]，通过有效的提问可以促使学生针对病例进行诊断推理，确认其知识漏洞，并且帮助其根据临床病例特点进行鉴别诊断。这一教学活动可以帮助学生构建其知识体系，提高对疾病的理解和判断。通过一边问病史查体一边教学的方法也可以帮助学生建立病史与体格检查中的特殊表现与相关疾病脚本之间的联系。

*教学查房*

这一方法通常应用于医院内教学，学生和教师针对收入院的患

---

①见本丛书之《门诊教学》

者进行小组讨论。在这种讨论中，提问的策略是先向低年资的学生（如医学生）提简单的问题，然后再循序渐进向高年资的学生（如住院医生）提一些复杂的问题。而且，教师也可以要求高年资学生回答低年资学生提出的问题，通过这种方法来进一步加深对医学概念的理解或发现新的知识漏洞。床旁教学的方法可以进一步加强对关键的临床表现的识别能力，并将其与病例讨论中学到的新知识联接到一起。

临床病例讨论会（早查房，死亡讨论）

尽管在这些病例讨论中，学生并不一定直接接触患者，但这种病例讨论会帮助学生将临床表现与临床问题、临床特点和鉴别诊断（通常会确定和除外一些牵强的诊断假设）相联系。这种锻炼帮助学生建立和完善了自己记忆中的疾病脚本和知识结构。

协作学习小组

同级别的学生可以通过不同的方法促进提高临床水平。在一个同级别学生的相互讨论中，一个医学生向其他医学生分步汇报一个新病例，可能会汇报得不太有条理。第二个学生总结他所听到的病例汇报，这时就给第一个学生提供了一个反馈的机会，让他通过听取总结来反思自己的汇报是否清晰。接下来第二个学生列出他/她想到的所有可能诊断，学习小组中的每一个人分别检查这些可能的诊断，然后回想在教科书中这些疾病的可能表现，并将书本知识与临床病例结合起来。学生们共同投票，根据病例特点决定出清单上每一个诊断的可能性有多大（加在一起一共100%）。然后第一个学生开始汇报病例的第二部分，重复同样的过程，比较各个诊断百分比的变化。通过讨论，学生们会一起发现他们的知识漏洞。在这种学习讨论中教师的主要任务仅仅是不要让学生们的讨论离题太远。另一种方法是在学生们完成了对病例的拟诊讨论后，让其相互交换，评价对方的讨论结果，然后再交给指导老师或住院医生。通过这种方法可以让学生了解相互的患者并且学会提供有建设性的书面反馈。

自学

独立阅读和学习可以增加知识和提高理解力。学生应该掌握循证医学的原则从而可以进行批判性阅读并了解如何关注最佳证据。对于需要了解和回答背景问题的初学者，综述和教科书（还有电子文献源

如 Up-to-Date）都是合适的阅读材料。对于已经具备扎实的医学知识
需要回答更多前景问题的学习者来说，则需要进行有针对性的文献搜
索。应该鼓励学生结合自己的患者进行阅读学习，针对可能的诊断考
虑来比对关键特点。类似的方法还可以用在拟诊讨论和拟定诊疗计划
上。另一种自学的方法是自我测试或借助多选题进行测试，类似于美
国内科医师协会的临床知识考试和自我评估项目。学习者需要通过学
习来搞懂为什么自己会做错。

临床病例的拟诊讨论

应该鼓励学生通过运用结构化表格记录的方法来加强临床所学与
新知识之间的联系。例如，在临床病例的拟诊讨论部分应该突出病
史、查体、实验室检查和影像结果中支持或否定诊断假设的重要信
息，从而将疾病特点与临床推理结合在一起。框 1-3 列出了认知学习
理论在临床教学中的主要应用。

**框 1-3 认知理论在临床教学中的应用**

- 认知学习理论最适合指导如何建立知识架构和教授临床推理方法。
- 这一理论表明临床诊疗经验对于构建记忆中的知识体系及协助相关知识的
  提取是至关重要的。因此临床指导教师应该：①在对学生的表现进行评价
  前了解其既往的临床经验水平；②在临床病例讨论时帮助其回忆既往的经
  验所得。
- 临床教师需要让初学者多见一些典型病例并指导他们如何围绕病例进行学
  习，从而帮助他们建立牢固的原型病例基础。而接下来再接触的临床病例
  就可以运用比较和对比的方法，让学生联系起对既往原型病例的相关
  知识。
- 临床教师应该鼓励学生积极地确认其所面对的临床问题。通过对患者的临
  床表现，尤其是对一些复杂不典型患者的临床表现进行再提炼，从而有助
  于学生与记忆中的疾病脚本和原型建立联系。
- 临床教师应该鼓励学生在学习疾病的临床表现时，运用比较和对比的策略
  方法。尤其是学习一些已经明确诊断的病例时，学生应该选择至少两个最
  可能的诊断假设，学习相关知识，比较和对比他们的临床表现、查体发现
  和辅助检查结果之间的异同。做这些工作就是为了将来进行鉴别诊断时能
  够发现（能在记忆中提取出）鉴别的关键点。

续 表

---

- 临床教师应该听取学生讲述自己的推理过程（如听他们回答诸如"你认为患者的诊断可能是什么"的问题）。学生措辞的运用可能在一定程度反映出学生对病例的理解和其得出诊断的正确与否。
- 临床教师应该鼓励学生进行病例的拟诊讨论，其内容主要是通过比较和对比患者的关键性临床表现，在可能的诊断列表中选择最合适的诊断。

---

## ❖ 社会学习理论

### 前提

　　社会学习理论的假设前提是关系、互动和团体动力会对学习有很强的影响。

### 概述

　　社会学习理论的出现是由于研究人员发现认知和行为学习理论不能很好地解释通过社会互动关系进行学习的现象。这一理论有时被视为是认知和行为学习理论之间的桥梁。人们在一定的社会关系下通过模仿和一定的模型进行相互学习。社会学习理论认为环境可以影响到行为，同时行为反过来也会改变环境。社会群体决定着社会行为的价值和标准，因而掌握着主动权。情感和社会对于学习的定调影响着学生的学习动力和状况。

### 背景

　　发展心理学的早期研究主要关注文化规范、认知模式和可观察的行为之间的相互关系。这些研究促进了对一些带有特殊文化和历史意义的标志或物品的重要性的理解。法官袍、医生的白大衣、警察的徽章，诸如此类的标志成为身份和社会作用的标识，并且具有了文化所赋予的特权与责任。在医学教育的培训环境中这样的标识随处可见。看一看周围，你能不能从每位工作人员的制服或随身标识上分辨出他们的工作？即使我们没有意识到，但很多时候我们身上的标识反映出我们的价值。你的医院或诊所周围的标识是否让新来的人感到体贴？你轮转前发给你的新员工的培训材料反映出（或被忽略掉）什么样的核心价值？社会学习理论提醒我们要尽可能地在我们学习环境中标记出这些反映我们核心价值观的标识。

社会学习理论的另一个重要因素就是人际间的互动。社会学家已经发现环境和人之间的相互影响在很多学习过程中都发挥了重要作用。情绪是会在人际互动中产生并被放大的，有时可以被很好地利用，如热情地欢迎你的新学生；有时则需要有意识地回避，如遇到一个烦恼缠身的住院医生情绪爆发时。社会学习理论可以帮助我们反思以及提高我们作为一名临床教师在互动方面的表现。作为教师，我们在互动中处于有影响力的一边，不论好坏，我们的所作所为都会成为学生的榜样。例如，带教老师在接触患者时是否注意洗手会决定学生的洗手行为。

另一个反映社会学习理论影响的例子就是"近朱者赤，近墨者黑"的概念。简而言之，这一概念指的是学生靠自身能力掌握的知识与向同行学习或在导师指导下学习掌握的知识之间的差距。与行为理论中"教师即是权威"的观点不同，在社会学习理论中，教师的作用是给学生提示、提供知识架构、总结和确认关键因素，以帮助学生理解临床知识及掌握临床技能。

举例而言，假如一名学生看到患者因为办理出院手续延误而对管床的住院医生大发雷霆。这个学生知道出院的流程不是住院医生所能掌控的。在这样的情况下，住院医生保持冷静并向患者道歉，患者逐渐平静下来。学生询问住院医生如何能够在受到不公平对待的情况下仍能保持冷静而没有发火。住院医生解释道："我会注意自己的情绪变化。愤怒就像马路上的红灯一样，提醒我需要慢下来。毕竟，如果你遇到意外拖延时会有什么样的感受呢？我知道患者的怒火是对事不对人。"这个学生于是很佩服这位住院医生。此后，当她自己脱下医学生穿的白小褂①，穿上高年住院医生的白大褂时，她会更注意自己的角色，在困难情况下也能保持冷静。

---

①在美国，医学生的工作服比正式医生的白大褂短，称为白小褂。

以上例子的另一种情形，面对同样的患者，一个疲惫不堪的住院医生可能会朝这位患者发火，她可能会在主治医生查房时说这位患者有控制欲，和主治医生一起发牢骚，说患者是"老朽"或"他是这样的人用药也控制不好自己的病情。"想一想在一旁的学生会从中学到什么呢？

拉夫（Lave）和温格（Wenger）建立了"实践团体"的概念，他们认为参加社会团体或称"实践团体"（框1-4）的过程本身就是一个学习过程。在这个实践团体中，成员通过参与与自身技能水平相匹配的活动来实现团队的共同目标。例如，病房小组成员有着照护患者的共同目标，预期每个人都会在整个工作中担任合适的角色，根据每个人的能力水平分配相应的责任，并且分享工作顺利完成的成功（如上述第一个住院医生的例子）。而相反，不能良好运作的工作团队则可能没有协调一致的共同目标，不能合理地分配工作责任，并且不能有效地进行沟通。医学生在这样的团队中经常很难参与到照护患者的切实工作中去。成功的荣誉属于个人而不是团队，失败时则指责他人（就像上述第二个例子中的住院医生和主治医生）。

#### 框1-4　实践团体的三大特点

1. 成员间彼此存在密切关系。
2. 有共同的计划和目标。
3. 为取得该目标采取协调一致的行动。

在团队需要的角色和自我角色定位间常常会有冲突，这种冲突会随着团队内成员间的交流和团队行为方式的影响而逐步缓解。一些具体的事物如规章制度、角色和目标成为整个实践团体组织协调其行为的定位器。举例而言，医学生可能最初被培训如何抽血，但在某个门诊学习时并不需要他们来做这项工作，因为在这个门诊从没让医学生抽过血。在经过小组会议讨论后，大家可能会达成共识允许这些医学生在这里抽血。于是一个新的政策文件（定位器）让这个共识固定下来，确定了允许该行为发生的条件，并且促进了将来关于抽血问题的互动。实践团体是自发形成的，是非正式的，但却是有组织的。这些团体的形成基于知识的分享以及专业能力的提高，同时他们排斥来自于团体外部的干扰与督导。

这些团体有一个自然发展的过程（图1-1）。新来的成员只能看到已成文的文件和其他定位性标识。当他们被接纳成为正式成员后，他们就可以参与到这个实践团体的工作中，为团体的目标而努力。这时他们可能会经历这些团体言行不一致的地方。如前面讨论中的第二个例子，入科教育手册中有一条是尊重患者，但第二个住院医生和教师的行为却明显违背了这一条。随后，当新成员成为老资格时，他们成为了这个团体的核心部分从而可以设定和调整团体的核心价值。此时，他们有机会可以处理这些言行不一致的地方。随着每次新一拨住院医生的到来和旧一拨住院医生的离去，在同一个培训项目里，实践团体的具体成员随之而变化着。这些新来的住院医生与团队进行着磨合，寻找在团队中的定位，并开始通过带有破坏性的变化影响着整个团队的价值观。每位新住院医生都带来了他们自己的个人经验或从医学院校学到的经验，所以团队对于期望和行为含义的共同理解，包括用于描述准则和期望的语言，都必须重新互相适应。因此，整个团队在不断进化发展。教师的任务就是要清楚了解这种同化的趋势和进程，无论是新成员对既定准则造成的冲击和影响，还是新成员在团体中重新定位所需要的支持。实际上，教师就像实践团体间的转换接口，帮助团体的新成员适应从原来的实践团体到新实践团体的角色转化。

很多严重的学习问题都源于不能顺利融入新的实践团体。有些学生在新的实践团体中找不到自己的位置，感觉被孤立和排除在外，最后只能选择转换专业或中止培训。而另一些学生则不能取得预期的进步，如有的第一年住院医生在快结束第一年培训的时候不能独立工作，而无法进入下一阶段的培训。

一些研究将其研究对象由个人转到了整个实践团体。研究结果发现在个人、实践团体和团体的目标（例如患者照护）之间存在着一个复杂的相互关系网。实践团体通过规定、行为准则、劳动分工等对团体中的个人加以控制。在之前提到的例子中，第二个住院医生的表现并未能达到预期的标准，还需要更多的沟通培训及在协调

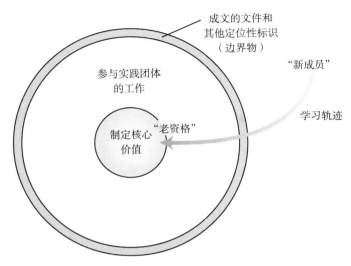

图 1-1　一个学习者在实践团体的学习模式中经典的学习轨迹

好出院事宜方面多下些工夫。社会学习理论建议临床教师在出现问题时应更多地关注系统问题。问题会暴露出实践团体里的一些"潜规则",从而可以让大家都意识到这些规定的存在并且加以改进。另外,我们不能简单地忽略在团体没有太多影响力的成员（如患者和医学生）的诉求,有时候他们反而是最容易发现那些根深蒂固的坏习惯的人群。

框 1-5　社会学习理论要点

- 社会学习理论指导下的实践团体应为受训者提供一个与其知识能力水平相匹配的工作角色（如让医学生在急诊室抽血）,使其能为团体的工作目标做出有意义的贡献。
- 社会学习理论指导下的实践团体应竭尽所能保存其核心价值。这些核心价值可能是明文规定的,也可能是大家默认的（如热情欢迎每一位新来的学习者）。无论如何,我们言行不一致的地方通常是很容易被发现的,往往会导致愤世嫉俗,影响了正确价值观和专业精神的学习。

续 表

- 人们在互动中会彼此施加影响。临床教师应当展示恰当的行为，避免不当行为，同时要关注团队成员是否能顺利融入整个实践团队，这对于团体和个人都非常重要。
- 社会学习理论指导下的实践团体应该为学生构建自信心，为他们提供准确而有帮助的反馈、接触到同事中成功的榜样，鼓励他们不断获取成功。
- 社会学习理论指导的实践团体鼓励学习者的评论和参与。

**应用**

　　社会学习理论为解释大量临床中的行为提供了理论基础，尤其可直接应用于职业精神教育及理解所谓"潜在课程"的意义。职业精神是通过教师的期望、经验和对学生的评估来进行传授的。期望的传达是通过正式的入团队教育、政策以及流程（最低标准）来实现的。如图1-1所示，整个实践团体一如既往地支持符合其核心价值的最低标准很重要，这是一个不断发展、不断完善的过程。经验的指导包括医患关系课程、伦理讲座、讲述寓言和构建行为榜样等。社会学习理论强调伴随临床知识和技能一起增长的行为榜样的作用。临床教师应该成为行为榜样，为学生提供帮助和指导。例如，对于初学者可以通过讲座和模拟伦理委员会进行伦理学教育。之后，可以安排有一定经验的学习者到真正的伦理委员会里做一些辅助工作并且安排时间指导他们进行反思和讨论。而高年资的学习者则可以获得真正在伦理委员会发言的机会。社会学习理论基础上的职业精神评估应该基于不同角色层次的人对于学习者在实际工作中的表现的评价结果。

　　"潜在课程"是指那些在课堂、实验室、诊所和病房教学以外进行的非正式课程。其内容甚至可以包括那些在电梯里讲的笑话，在隔离患者门前做的表率行为，以及吃午饭时闲聊的一些有趣的误会等。试着用新人的眼光在你教学的地方到处转转，你会看到些什么呢？医院附近的标识牌是醒目清楚还是让人越看越糊涂？病房里是安静平和还是充斥着嘈杂吵闹？你会听到些什么呢？那些医患之间的谈话是像商场上的生意人谈生意还是像对待家人一样充满信任与亲密？我们的职业准则就这样在不经意间被传递出去，被学生学习。

**基于社会学习理论的教学方法例释**

*临床事件报告*

重要的临床事件报告是学生简短描述让他们印象深刻的学习经验。这些报告通常会在一个值得信任的教师指导下，在小组内进行讨论。报告的题目设定可以是开放式的或很直接的（例如，描写一个沟通困难患者）。这一方法可以揭示学生和教师的深层次想法和观点，例如，移情与文化适应两者之间的对立。另外，这种方法还可以展示出一些被个人隐藏的观点，如什么样的行为才算是团队合作。我们必须在出现问题前（如发现教师的行为操守不专业）留意到问题的存在并进行处理。

*记日记*

在接受培训过程中，坚持记日记可以帮助进行有效的反省。教师对日记的点评很重要。可以是不正式的，找一个能保证隐私的地方对日记中的想法和观点提一些问题；也可以很正式，通过定性分析的方法来确定影响学生职业精神和态度发展的关键因素。

*全方位（360度）反馈*

全方位反馈，亦称作360度反馈，是一种基于收集同事、患者及其他团队成员评价的问卷评估方法。整个过程需要很多资源支持，但却可以帮助提高表现及促进个人发展。调查问卷一定要经过测试能够保证心理因素评估的准确性。无论是评估者还是被评估者，都需要接受辅导了解评估反馈的目的和如何使用这项评估工具，结果会以汇总成绩和平均成绩形式反馈给接受评估者。通常情况下需要一个导师帮助被评估者解读反馈结果、反省自身不足并且协助其制定改进方案。框1-6列出基于社会学习理论的主要临床教学应用。

**框1-6  社会学习理论在临床教学中的应用**

- 社会学习理论最适用于针对态度或者价值观的教学。
- 理论建议临床教师应该了解其身份或职位本身的影响力，在工作中不仅要成为学生的行为模范（我们需要谨言慎行），而且需具有权威影响力（我们要警惕避免压制或威胁学生的做法）。社会学习问题的出现让我们需要首先反思自己作为行为模范的言行是否存在问题。

- 社会学习理论进一步表明我们要小心处理我们的角色，让我们的角色发挥对临床教学恰当而又有意义的作用，为学生提供挑战、尊重以及支持。
- 运用社会学习理论进行教学，其教学要点应基于团队共同的核心价值观。

## ❖ 经验学习理论

### 前提

经验学习理论的假设前提是学习过程是建立在通过反省、归纳以及概念检验而逐渐增加的自身经验的基础之上的。

> 不闻不若闻之，闻之不若见之，见之不若知之，知之不若行之。
>
> ——荀子，约公元前 325~公元前 238 年

### 概述

在 20 世纪初期，一个全新的学习方法逐渐发展起来。它不再强调课堂授课以及知识的积累（了解是什么），而是着重于经验和实践所得（了解怎么做）。在 20 世纪 80 年代，这一理论逐渐形成了经验学习理论。理论中学习过程应该是一个循环：基础经验→有目的的观察和反省→提炼概念→积极验证。这一个学习的循环过程包含了前面讲述的相关学习理论的内容，因此这一理论特别适合于组织临床培训经验。

### 背景

20 世纪初期，在教育、社会学和心理学领域出现的芝加哥"实用主义者"改革浪潮开始冲击长期以来一直被认可的知识与学习的观点。改革得到了美国杰出的教育哲学家约翰·杜威（John Dewey）的大力支持。这一理论与传统的学习需要通过教师传授和书本学习的观

点截然不同，教育者们更加支持学习是应该基于经验的，是一个循序渐进的过程。杜威强调"一个人的现有经验取决于其既往经验与现在所处环境的相互作用"。在他的理念中，不仅关注到学习整体环境的影响（社会观点），同时也强调如何联接旧的概念与新的信息（认知的观点）。

　　基于上述理论和其他相关思想，科尔布（Kolb）建立了经验学习理论。如图 1-2 所示，理论的核心就是一个周期性的学习过程。

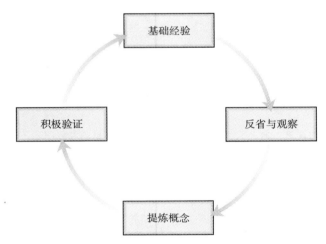

　　图 1-2　周期性的学习过程包括基础经验（接触病人），有目的的观察和反省（关注接触的过程），提炼概念（将接触情况进行归纳总结）以及积极验证（在下一个类似的情况下检验归纳的结果）。在经验学习理论中，临床教师的角色不再是信息的传递者，而是学习的促进者。

　　反省是整个周期过程中关键的一环。反省截然不同于条件反射，它基于前期的实际工作，为下一次相似环境下有目的的行动提供了基础。反省可以是下一步计划的一部分，可以在行动和决策的过程中进行，也可以在行动之后探究分析。对学生的事先指导（行为上的）也要鼓励反省，例如，在接诊前，我们可以告诉初学者："下一个患者，注意你自己在整个接诊过程中的感受。"接诊后，再问："你觉得患者目前的治疗有效吗?"（认知学习）。边行动边反省（如在接诊中）的能力及在忙碌中可以随时调整策略是医生经验丰富的表现。临床教师可以在与学生共同解决临床问题的过程中，分享自己的反省过程，帮助学生提高水平。

**背景**

经验学习理论需要行为、认知和社会三种基础学习理论的辅助来充实其内容。经验学习周期循环过程的每一个阶段的学习过程，都是在其他基础理论的引导下进行的。

*有选择地传授经验*

假设临床处理患者的经验是临床学习的媒介，那么我们必须小心筛选为学生提供怎样的背景和经验。根据行为学习理论，当发现学生某些方面的能力和技能需要提高时，教师要有意识地增加这部分内容。例如，在指导医患沟通的课程中，我们必须保证学生有足够的机会和时间能与患者进行沟通和交流。在具备评估和反馈技巧教师（要求资源和教师培训）的指导下进行和患者的交流也很重要。认知学习理论建议我们应该确保学生可以有机会看到列在教学大纲内的病种。例如，如果我们想评估学生是否已经掌握了充血性心力衰竭的处理，我们必须确保他们看见过这样的患者或有过相似的处理经验。对于初学者，应该对患者的病种进行一定的筛选分配以保证病例的难度与学生的能力水平相匹配，而在培训的末期，则应鼓励住院医生完全不加选择地担当起收治患者的责任。社会学习理论指出如果要让学生持续地为团队的目标做出贡献，那么教学就应该有设计有计划地进行。选择合适的教学地点，挑选有教学热情且认真负责的教师对于教学都是至关重要的。

*促进反思观察*

反思观察就是通过对以往经验的理解、阅读学习和老师的帮助来审视新的经验。行为学习理论强调反省需要特殊的技巧（如积极地倾听）。初学者可以从行动后反省开始，比如在接诊病人后询问他们做得怎么样、为什么好（或不好）。而对于有经验的学生，则可以直接鼓励他们在行动中反省，实时观察自己的行为并对不适当的行为进行调整。认知理论表明反省工作应该着重于形成有效的疾病概念和模型。社会学习理论提醒临床教师，由于他们的临床经验更为丰富，因而他们应提前指出学生在接诊下一位患者过程中可能出现的重点问题，从而能协助学生进行反省。临床教师的经验让学生在接诊患者前了解难点与关键点，在接诊后能针对问诊过程中观察到的行为、理念或情绪问题对学生进行提问，从而提高学生的反省能力，最终提高其对疾病的认知和临床能力。

*鼓励概念化思考*

通过行为模范作用（社会理论）、目睹某些人行为的结果（行为理论）及不断探求和学习（认知理论）等方式可以促进在特定情况下的学习和概念的构建。随着时间进展，从无数病例中不断总结概括的过程从而帮助学习者重新构建记忆中的知识，形成更高效的知识体系。对于如何形成概念，行为理论方法主要关注信息获取的技巧、批判性的文献复习以及有逻辑的论证。认知学习理论则鼓励通过不同看法之间的辩论以及与已有知识进行比对的独立学习来拓展自己的概念模式和概念间的联接。社会学习理论提醒我们，作为临床教师，我们可以通过行为模范作用来展示如何进行积极地概括总结，并且为学生提供行动的原则。有教学热情、值得尊敬并且能自我坦白的临床教师可以通过分享自己的困惑和示范如何不断质疑来提高概念化思考。

*支持积极的验证*

经验学习的最后一个步骤是通过在新病例中应用既往病例中所学所得来验证知识和经验的正确性。验证的前提条件是能够遇到常见和重要的疾病。连续性地随诊患者增加了学生能观察到疾病自然病程及临床决策结果的可能性。临床教师需要观察学生的主要行为，这一点也许很难实现，但对于指导医患交流和查体技巧是至关重要的。临床概念的形成和提高需要详细的、有针对性的和即时的反馈，这种反馈一般都建立在清晰的培训目标基础之上。同时，正确的反馈还应该包括改进的建议和实施计划。随着学生的经验增长，反馈的数量、类型和来源（如同事、团队成员和患者的反馈）也会随之增加。建立一个良好的学习氛围，需要临床教师懂得自我激励、值得尊敬、能自我坦白以及能做到不偏不倚可以，在这种氛围中，学生的经验学习过程风险更小、更安全。

**基于经验学习理论的教学方法例释**

*照护患者为基础的轮转*

对于见习医学生而言，任何需要其管病人、进行临床问题讨论以及临床决策和行动的轮转都需要经验学习理论的帮助。在毕业后医学教育中，则更是几乎所有的参加会议或课程的学习行为都是经验学习。让学生去评估、诊断和管理患者的过程都能帮助其获得切实的经验。同时，在轮转过程中学生是否能在行动中反省、是否能摘要性概括、是否能将诊治中所获的经验应用于下一位相似患者中，这些都依赖于相关教学活动的结构和安排。例如，一位临床教师督导一组学生进行2周的病房轮转。如果该教师每周都会正式安排一些时间系统地反思团队在照护患者中的经验，协助团队确认在管病人过程中学到的概念，以及如何在未来的工作中调整方式方法，那么从经验中学习的价值就将在这些过程中被充分实现。

*死亡病例讨论会*

死亡病例讨论会的目的是通过同事和上级医生对临床中出现的差错和并发症进行回顾和点评来促进临床学习。近来的发展是运用质量评估技术（例如应用根源分析或标准化数据采集或汇报表格的方法）来分析临床差错的主要类型以及进行医疗机构间的比较。

*临床接诊录像重放*

接诊录像重放可以帮助克服学生对行为的合理化掩饰，如："我真的不是那样做的，他们误会我了。"因此，这一方法在观察及反馈中有着明确的优点。有研究表明，对于儿科住院医生而言，和教师一起进行接诊录像的复习可以提高其在婴儿常规查体中的工作表现。这种录像重放也可以由学生自己利用一个打分项目明细表来进行自我评估。

*规范的临床结果报告*

指南基础上的临床结果数据可以有效帮助学习者提高经验，并且可被用于与临床规范或标准进行比较分析。这种临床工作结果报告通常需要一个电子化的病历记录系统，并且能囊括所有符合标准的患者数据（如所有糖尿病患者的数据，而不是仅针对部分患者）。必须注意患者登记信息的准确性。临床工作结果数据可被汇总到一个综合性的慢性病管理项目里面，从而帮助提高诊治流程及改善临床预后（框1-7）。

**框 1-7　经验学习理论在临床教学中的应用**

- 在非常需要反省和概括总结的学习场合下最适于应用经验学习理论。
- 根据经验学习理论，临床教学需要为照护患者的学习过程提供反省、概念形成和推广应用提供足够的时间和资源保障。
- 经验学习理论强调连续性随诊患者的重要意义。通过长期随诊，学生可以检验以往在诊治患者过程中所学所得知识概念的准确性。

（焦　洋译　黄晓明校）

# 参 考 文 献

1. **Dick W, Carey L.** The Systematic Design of Instruction. Glenview, IL: Scott, Foresman; 1978.
2. **Barrows HS.** An overview of the uses of standardized patients for teaching and evaluating clinical skills. AAMC. Acad Med. 1993;68:443-51; discussion 451-3.
3. **Harden RM, Stevenson M, Downie WW, Wilson GM.** Assessment of clinical competence using objective structured examination. Br Med J. 1975;1:447-51.
4. **Accreditation Council for Graduate Medical Education.** Frequently asked questions. Accessed at www.acgme.org.
5. **American Association of Medical Colleges.** Report 1: Learning objectives for medical student education. Guidelines for Medical Schools. Medical School Objectives Project. Washington, DC: American Association of Medical Colleges; 1998.,
6. **Harden RM, Crosby JR, Davis MH, Friedman M.** From Competency to Meta-Competency: A Model for the Specification of Learning Outcomes. Dundee, United Kingdom: Association for Medical Education in Europe; 1999.
7. **CanMEDS 2000 Project Societal Needs Working Group.** CanMEDS 2000: Extract from the CanMEDS 2000 Project Societal Needs Working Group Report. Medical Teacher. 2000;22:549-54.
8. **Wayne DB, Butter J, Siddall VJ, Fudala MJ, Wade LD, Feinglass J, et al.** Mastery learning of advanced cardiac life support skills by internal medicine residents using simulation technology and deliberate practice. J Gen Intern Med. 2006;21:251-6.

9. **Newble D.** Techniques for measuring clinical competence: objective structured clinical examinations. Med Educ. 2004;38:199-203.
10. **Elstein AS, Schwartz A, Schwarz A.** Clinical problem solving and diagnostic decision making: selective review of the cognitive literature. BMJ. 2002;324:729-32.
11. **Norman G.** Research in clinical reasoning: past history and current trends. Med Educ. 2005;39:418-27.
12. **Eva KW, Hatala RM, Leblanc VR, Brooks LR.** Teaching from the clinical reasoning literature: combined reasoning strategies help novice diagnosticians overcome misleading information. Med Educ. 2007;41:1152-8.
13. **Charlin B, Boshuizen HP, Custers EJ, Feltovich PJ.** Scripts and clinical reasoning. Med Educ. 2007;41:1178-84.
14. **Schmidt HG, Rikers RM.** How expertise develops in medicine: knowledge encapsulation and illness script formation. Med Educ. 2007;41:1133-9.
15. **Custers EJ, Regehr G, Norman GR.** Mental representations of medical diagnostic knowledge: a review. Acad Med. 1996;71:S55-61.
16. **Chang RW, Bordage G, Connell KJ.** The importance of early problem representation during case presentations. Acad Med. 1998;73:S109-11.
17. **Schmidt HG, Norman GR, Boshuizen HP.** A cognitive perspective on medical expertise: theory and implication. Acad Med. 1990;65:611-21.
18. **Bordage G.** Elaborated knowledge: a key to successful diagnostic thinking. Acad Med. 1994;69:883-5.
19. **Mamede S, Schmidt HG, Rikers RM, Penaforte JC, Coelho-Filho JM.** Breaking down automaticity: case ambiguity and the shift to reflective approaches in clinical reasoning. Med Educ. 2007;41:1185-92.
20. **Mamede S, Schmidt HG, Rikers RM, Penaforte JC, Coelho-Filho JM.** Influence of perceived difficulty of cases on physicians' diagnostic reasoning. Acad Med. 2008;83:1210-6.
21. **Norman G, Young M, Brooks L.** Non-analytical models of clinical reasoning: the role of experience. Med Educ. 2007;41:1140-5.
22. **Moulton CA, Regehr G, Mylopoulos M, MacRae HM.** Slowing down when you should: a new model of expert judgment. Acad Med. 2007;82:S109-16.
23. **Neher JO, Gordon KC, Meyer B, Stevens N.** A five-step "microskills" model of clinical teaching. J Am Board Fam Pract. 1992;5:419-24.
24. **Vygotsky LS.** Mind in Society. Cambridge, MA: Harvard Univ Pr; 1978.
25. **Lave J, Wenger E.** Situated Learning. Legitimate Peripheral Participation. Cambridge, United Kingdom: Cambridge Univ Pr; 1991.
26. **Wenger E.** Communities of Practice. Learning, Meaning, and Identity. Cambridge, United Kingdom: Cambridge Univ Pr; 1998.
27. **Wenger EC, Snyder WM.** Communities of practice: the organizational frontier. Harvard Business Review. 2000;Jan-Feb:139-45.
28. **Engström Y.** Expansive visibilization of work: an activity-theoretical perspective. Computer-Supported Cooperative Work. 1999;8:63-93.
29. **Stern DT, Papadakis M.** The developing physician—becoming a professional. N Engl J Med. 2006;355:1794-9.
30. **Hafferty FW, Franks R.** The hidden curriculum, ethics teaching, and the structure of medical education. Acad Med. 1994;69:861-71.
31. **Branch W, Pels RJ, Lawrence RS, Arky R.** Becoming a doctor. Critical-incident reports from third-year medical students. N Engl J Med. 1993;329:1130-2.

32. **Hill-Sakurai LE, Lee CA, Schickedanz A, Maa J, Lai CJ.** A professional development course for the clinical clerkships: developing a student-centered curriculum. J Gen Intern Med. 2008;23:964-8.

33. **Ashbury JE, Fletcher BM, Birtwhistle RV.** Personal journal writing in a communication skills course for first-year medical students. Med Educ. 1993;27:196-204.

34. **Ballon BC, Skinner W.** "Attitude is a little thing that makes a big difference": reflection techniques for addiction psychiatry training. Acad Psychiatry. 2008;32:218-24.

35. **Lockyer J.** Multisource feedback in the assessment of physician competencies. J Contin Educ Health Prof. 2003;23:4-12.

36. **Kolb DA.** Experiential learning. Experience as the Source of Learning and Development. Englewood Cliffs, NJ: Prentice Hall; 1984.

37. **Schön DA.** The Reflective Practitioner: How Professionals Think in Action. New York: Basic Books; 1983.

38. **Skeff KM, Stratos GA, Berman J, Bergen MR.** Improving clinical teaching. Evaluation of a national dissemination program. Arch Intern Med. 1992;152:1156-61.

39. **Bechtold ML, Scott S, Dellsperger KC, Hall LW, Nelson K, Cox KR.** Educational quality improvement report: outcomes from a revised morbidity and mortality format that emphasised patient safety. Postgrad Med J. 2008;84:211-6.

40. **Antonacci AC, Lam S, Lavarias V, Homel P, Eavey RA.** A report card system using error profile analysis and concurrent morbidity and mortality review: surgical outcome analysis, part II. J Surg Res. 2009;153:95-104.

41. **McCormick DP, Rassin GM, Stroup-Benham CA, Baldwin CD, Levine HG, Persaud DI, et al.** Use of videotaping to evaluate pediatric resident performance of health supervision examinations of infants. Pediatrics. 1993;92:116-20.

42. **Zick A, Granieri M, Makoul G.** First-year medical students' assessment of their own communication skills: a video-based, open-ended approach. Patient Educ Couns. 2007;68:161-6.

43. **DiPiero A, Dorr DA, Kelso C, Bowen JL.** Integrating systematic chronic care for diabetes into an academic general internal medicine resident-faculty practice. J Gen Intern Med. 2008;23:1749-56.

# 第 2 章

## 从理论到实践

C. Scott Smith, MD, FACP

Judith L. Bowen, MD, FACP

> **要点**
>
> - 先发现和确定教学问题或学习难点。
> - 学会在交接班时预测常发生的问题（例如学生轮转第一个病房时的困惑；新的高年住院医生初次面对管理和领导角色）。
> - 教师要从学生遇到的困难中反思培训经历：轮转前的入科教育是否明确、清楚且完善？我们是否为学生树立了良好的行为榜样？
> - 教学问题或学习难点通常很复杂，可能需要应用不止一种的学习理论，选择一个基于理论的方法常常需要一定的折衷。
> - 复杂问题的教学策略是针对学习难点采用联合或分步的方法。

　　为了让教师理解如何运用学习理论解决临床中遇到的教学挑战，最好的方法就是学习在临床这个熟悉的场景下发生的案例。接下来的几个案例（临床场景），从学习理论的角度展示一些临床教学问题，从简单（场景 1~9）到复杂（场景 10~12），这些理论互不相同并且相互补充。简单地说，当教师遇到的教学挑战是与知识相关的，最适合应用认知学习理论；当问题涉及技术时，行为学习理论最有帮助；而当挑战是态度问题时，社会学习理论最值得提倡。绝大多数临床学习是在临床环境中完成的，经验学习理论是最常应用的学习理论，特别是在需要反思时。

　　以下案例场景是根据学生水平不同，按照从医学生到高年住院医生的顺序排列的。场景 1、2、10、11 和 12 发生在门诊，其余均发生在病房。每个案例会指出学习难点以及教师可应用何种教学理论应对这一挑战（表 2-1）。

表 2-1　临床教学案例场景

| 场景 | 题目 | 教学挑战 | 学习理论 |
| --- | --- | --- | --- |
| 1 | 缺乏条理的病例汇报 | 应对冗长且缺乏条理的病例汇报 | 行为 |
| 2 | 漏诊 | 作出一个诊断假设 | 认知 |
| 3 | 教学优先 | 保证学生的教学参与时间 | 社会 |
| 4 | 临床学习的顺利过渡 | 帮助学生从课堂学习过渡到通过患者学习 | 经验 |
| 5 | 识别危重患者 | 未能识别出危重患者 | 经验 |
| 6 | 瞬息万变的临床 | 提供认知反馈 | 认知 |
| 7 | 处理团队问题 | 帮助提供团队管理策略 | 行为 |
| 8 | 争取时间进行教学 | 帮助新住院医生承担教师的角色 | 经验 |
| 9 | 忽视复杂的临床问题 | 住院医生未能认识临床的不确定性 | 认知 |
| 10 | 不及时书写病历 | 探讨不及时书写病历与团队合作及患者安全之间的联系 | 行为，社会 |
| 11 | 医院内的医疗决策 | 处理可能干扰临床决策的等级冲突 | 认知，社会 |
| 12 | 忙碌的住院医生 | 重视培养职业精神 | 行为，社会 |

## ❖ 场景 1：缺乏条理的病例汇报

一个刚刚轮转到门诊的第三年医学生正在汇报他同伴接诊的患者的病例，这是一名正在接受化疗的骨髓增殖性疾病患者，就诊原因是右足拇趾红肿伴低热。

**学生汇报病例：** "患者 3 天前出现右足拇趾疼痛、发红、发热，并逐渐加重。他目前的疼痛评分是 8 分。他的母亲患有糖尿病，姑姑患有冠心病。他正在服用泼尼松和丙氯拉嗪。他抬高患肢的时候足趾疼痛能减轻。患者还有恶心和呕吐，主要与化疗有关。哦，对了，他患有某种骨髓方面的肿瘤。他没有过敏史。他末次化疗是一周前，方案是抗胸腺球蛋白和环孢素。他自觉有轻度发热，但未测体温。他否认寒战与盗汗。他入院的体温是 99.9℉（即 37.5℃），没有腹股沟包块。家庭其他成员无人患病或有皮疹。他曾在踢足球伤到足趾后有过类似的疼痛，但这次并没受外伤。查体发现他右足大拇趾肿胀、皮温升高、发红和明显触痛。另一只脚是正常的。他血压是 128/73mmHg，脉搏是 78 次/分。无关节炎家族史。他没有外伤，我不知道导致他症状的原因。您说我该给他开什么检查好呢？"

在这种情况下教师需要指出学生的问题，在门诊冗长且缺乏条理的病例汇报是不合适的，学生没有遵循有结构的标准或原则（在这里就是病例汇报的技巧）。建议教师可以应用行为学习理论应对此种教学挑战。

行为学习理论重在掌握具体的、有目的性的、可测量的行为。此例的预期行为目标是有条理地汇报病例，但这位学生表现不好，没有达到预期目标。为什么学生的表现达不到预期目标，可以用行为理论的观点分析解释，具体见第一章的表 1-1。如果这名学生既往有汇报病例的经验，那他这次表现不理想的原因可能是不知道在门诊汇报病例该让别人了解什么。所以说这是一个很好的机会，了解学生是否掌握了轮转前入科教育中关于病例汇报的要求，和学生一同复习这些要求。例如，指导老师可以这样说：

**指导老师：** 我很高兴你了解了这位患者病史中的所有信息。然而门诊的工作十分繁忙，为了让我们在繁忙的工作中更有效率，你需要把病例汇报得更有条理，在这方面你还需要继续努力。我希望你汇报时注意三件事。第一，把时间控制在两分钟之内，你需要多加练习。第二，汇报时需要注意顺序：现病史、既往史、家族史、个人史、生命体征、重点查体发现。你可以按这个顺序整理你的笔记，使之成为常规。在汇报的最后，我希望你提出诊断与诊疗计划，可能不需要完全正确，但这可以帮助你综合病史并给出最佳的处理。

这类反馈让学生对如何在门诊汇报病例有了清晰的预期目标。我们并不要求教师的所有反馈都达到这个要求，但应该从现在开始努力。

## ❖ 场景 2：漏诊

一个第三年的医学生向他的门诊老师汇报一个病例。患者因发热、咳嗽急诊就诊。

**学生汇报病例：**"下一位病人是 69 岁男性，因咳嗽、气短就诊。既往体健，昨天早晨出现寒战、出汗与咳嗽。他自服泰诺并饮水、休息，但仍感到全身疼痛。今日出现气短，急诊就诊。他否认端坐呼吸，但由于咳嗽影响睡眠，昨夜整夜未睡。活动后症状有加重，无咯血与胸痛。既往患 2 型糖尿病，服用格列吡嗪血糖控制良好。已婚，与妻子一同生活。他们未饲养宠物，近 3 个月没有外出旅游史。体格检查，体温 38.5℃，血压 110/60mmHg，脉搏 110 次/分，呼吸频率 22 次/分，听诊双下肺可闻及湿啰音，心率快，腹部与四肢查体正常。我想他需要做一个心电图，但不确定还要做什么。"

教师需要指出的是学生没有做出临床诊断，这说明学生综合分析病例的能力不够，此时认知理论的方法有助于解决问题。

从认知理论的角度看，学生没有识别出社区获得性肺炎的临床特点。病例汇报的质量与结构提示，他的知识基础还可以，但没有在病例汇报中表现出来，可能单纯是在知识基础的利用上存在问题，他对于需要解决的问题没有一个清晰的想法。

指导老师应告诉学生如何报告临床问题，将这个病例与既往类似病例相结合，让学生列出两种可能的诊断假设。例如，老师可以先问:"你能用一句话给我总结一下这位患者的情况吗?"如果学生无法回答,老师可以自己做一个示范:"老年男性,急性起病,发热、咳痰、乏力,生命体征不稳定。"如果学生能按老师要求正确报告患者需要解决的问题,老师可以继续:"你以前见过类似的病例吗?"如果学生表示见过类似病例,老师可以问:"'发热、咳嗽、乏力',你首先想到什么?"也可以问:"这个患者和你以前见过的患者有哪些相似?哪些不同?你会想到什么?"这种教学策略可以激活学生的知识储备,更容易把知识用到当前的病例中去。当学生给出诊断和治疗计划时,老师应鼓励他们确定一个最可能的诊断和一个次可能的诊断。例如,学生回答了上述问题后,可能会考虑急性支气管炎和社区获得性肺炎。老师还应该问学生这位患者的哪些特点支持这些诊断,需要注意既往患者中存在而在这位患者可能被忽视的信息。

在门诊时间常常是很有限的。为了让学生从病例中学到更多知识,导师应鼓励学生独立阅读。如在第一章中所述,这个病例成为原型,将学生记忆中社区获得性肺炎的典型表现及病程发展与实际病例联系起来。学生运用对比的方法,阅读并学习诊断涉及的疾病,这让他们学习并牢记不同诊断假设疾病的特征和鉴别要点。老师要跟进学生的学习情况,了解他们到底学到了什么。

❖ **场景 3:教学优先**

有经验的病房主治医生会很欢迎将纸制病历过渡到电子病历,因为那会让医疗工作效率更高,每天节省更多的时间用于教学。比如主治医生早晨查房前就可以在家里复习患者的病历记录和检查结果,在查房时则能及时书写病历记录。

**医学生**:这是我们昨天收的患者,女性,46 岁,因咳嗽、发热、气短 3 天入院。她平素健康,3 天前⋯⋯

**主治医生(打断她)**:好,我已经看了你的入院记录,你首先考虑肺炎。今天早晨肺部查体有什么发现?

**医学生**:右下肺的呼吸音减低,而且我今天听到了一些哮鸣音,昨天没有。

**主治医生**：嗯，她昨天半夜仍然发热，体温最高39.0℃。（转向学生）你认为她今天的情况是好转了还是恶化了？

**住院医生**：恶化了。她的呼吸频率升到了……

**主治医生（打断）**：是的，我看到了，我们去床旁看她吧！

**主治医生（床旁，手中拿着笔记本电脑）**：您好，我是霍内斯医生，您今天感觉怎么样？我能听一下您的肺吗？

这个例子所要说明的教学挑战是，虽然主治医生面对患者的医疗质量、病房使用率与周转率、临床教学等繁重的工作压力，仍要保证医学生和住院医生尽可能地参与教学查房。在教学医院，电子化医疗信息系统及远程接入的引入大大改变了患者的医疗与管理，当然，随之而来的时间和周转率的压力，也给医疗团队带来新的挑战。

在这种场景下最主要的利益冲突来自于工作压力与学习时间的矛盾。两方面的利益都同样重要，面对这种利益冲突，可运用社会学习理论方法来解决。从社会学习理论的角度看，之前的小组关系说明他们想把教学整合到患者的医疗活动中，但缺乏明确的行为准则与规范。在这种情况下，小组必须协调角色、身份、结构、资源等多方因素，使工作与学习都实现最大化，当然有可能要在不同的时间实现。有至少存在下面3种可能的情况。第一种，小组值班时，这时工作与教学是同等重要的，小组成员可以进行以下协调：高年住院医生起管理作用，根据工作量决定教学的时间与方法；实习医生负责收新入院和转科患者；医学生在住院医生或实习医生的指导下，复习患者的病史并准备简洁的病例汇报；主治医生可以在家中监控小组工作情况，根据小组的工作量与能力协调到达医院的时间、所需要准备的信息以及教学方法。

第二种，小组下夜班时，由于住院医生工作时间的法律规定[①]，此时工作比教学更重要，小组成员的角色分工要为之改变。例如，主治医生与住院医生应该简单商讨一下，出于医疗或教学的目的，哪些患者需要先看一下；实习医生和学生简明扼要地汇报患者病

---

① 美国法律规定，住院医生工作时间每周不得超过80小时，连续工作不得超过30小时。

史，因为主治医生已经从入院记录与体格检查中了解到了详细信息；住院医生阐述治疗决策的理由；主治医生提出问题，引导小组成员理解问题，针对学生的不同水平调整教学并在床旁一起复习重要的临床发现。

第三种，除去值班和下夜班的其他日子，教学比工作更重要。可以用很多不同的方法帮助学生学习（框 2-1）。主治医生需要考虑一下近期患者周转的情况。由于信息技术与时间的限制，主治医生会感到来自患者管理方面的巨大压力。前述的场景提示以下几点，注意避免随意打断学生的汇报；明确学生和实习医生在下夜班日查房汇报病例的要求；承认工作中相互竞争的价值。社会学习理论强调环境与团体（或个人）行为的相互作用、相互影响。社会学习理论还告诉我们每一位参与者决定集体价值。虽然工作压力始终存在，但教学需求永远要保持在核心地位。而在确保教学的核心地位方面，主治医生比其他任何人都负有更大的责任。

**框 2-1　帮助学生学习的方法**

➤ 更多地使用床旁教学。
➤ 分层教学，把不同水平学生的学习时间分开，适应各自的具体需求。
➤ 深入讨论一些特别的病例，包括病理生理的讨论、关于诊断与治疗决策的临床证据的评价等。

## ❖ 场景 4：临床学习的顺利过渡

一位经验丰富的主治医生要管 2 周的病房，她的团队中包括 2 名医学生、2 名实习医生和一名住院医生，他们已经在病房一起工作了 2 周。主治医生决定要考察一下她的学生们。

**主治医生：**感觉怎么样？
**医学生 1：**非常好。
**医学生 2：**我有点沮丧。我听说内科实习是最难的但也是最好的，因为教学贯穿始终。但是我这组好像并不是这样。住院大夫都太忙了，忙于处理患者，没有时间教我们。我想好好学内科，但我没有收到任何反馈告诉我做得怎么样。我有点担心我的实习成绩了。

**医学生 1**：我同意。我刚才没说什么是因为不想让人觉得我爱抱怨，但我不知道我做得怎么样，而且我也觉得没学到什么东西。

学生作为病房小组中的一员积极参与工作，其实应该收获了很多临床经验。这种情况下的教学挑战是如何帮助学生从课堂学习过渡到临床学习中。那两个第三年医学生抱怨没有得到足够的教学和反馈，主要是因为他们习惯了在教室或讲座环境中的教学，在这种背景下学生主要通过考试来获得反馈。而到了临床，"规则"变了，他们没有"看到"，除了住院医生和主治医生在白板前的教学，教与学更多地要从患者身上得到。主治医生需要为他们建立一种反思性学习方法，让学生在繁忙的临床工作中获得成就感。在这种情况下适合运用经验学习的理论方法。

从经验学习的角度，通过体验将学生引导到临床学习中十分重要。直接管理患者或参与管理其他医生的患者是一种实实在在的体验。参与这些病例的讨论是一种积极的思考。从某种程度上说，病例讨论是一种抽象概念化，通过临床病例学习基本概念与方法。鼓励学生把学到的东西运用到实际患者中，这是一种积极实践。这告诉我们一个事实：过去，别人告诉学生需要学习什么，但是现在，他们需要自己发现该学习什么。询问学生轮转的学习目的可以帮助他们顺利过渡到临床学习中。

在这个教学场景中，临床环境的嘈杂和忙乱经常妨碍学生的积极思考。学生可能无法领会到他们已经学到的东西，也不知道如何将这些知识运用到下一个临床问题中去。那么接下来要说的是，为医学生腾出时间教学十分重要。主治医生可以和住院医生协商，谁来教学？什么时候教学？如何教学？让学生思考的时机很多，比如针对具体患者与学生进行一对一的讨论、独立于教学和工作查房的病例为基础的小组教学以及取决于培训计划的其他内容等。

## ❖ 场景 5：识别危重患者

十月份，实习医生被叫到另一个病房，评估一个寒战的患者。患者因慢性丙型肝炎与腹水 4 天前收入院。实习医生复习了今晨的病历

记录:

**主观症状（Subjective）：** 丙肝后肝硬化、腹腔积液患者，入院第3天，呼吸自然，无新出现的主诉。

**客观体征（Objective）：** 体温98.0℉（36.6℃），心率70~80次/分，血压125~135/70~85mmHg，呼吸12次/分，体重103kg（较前下降1.1kg）。

**巩膜：** 黄染。

**肺部：** 呼吸音清。

**循环：** 心律齐，未闻及杂音与奔马律。

**腹部：** 膨隆，软，无压痛。

**四肢：** 双膝以下水肿。

**评估与处理（Assement/Plan）：**

1. 丙型肝炎/肝硬化/腹腔积液：

——继续利尿，目标出量每日1~2L，监测肌酐。

——继续自发性腹膜炎的预防性治疗，西普乐（环丙沙星）每周一次。

实习医生进行问病史及查体。患者反应良好、定向力正常，腹部轻压痛，自觉畏寒，无其他主诉。查体体温98.9℉（37.2℃），脉搏98次/分，血压106/64mmHg，呼吸频率16次/分。巩膜黄染，口唇干裂，颈静脉正常，双肺呼吸音清，心律齐未闻杂音，腹部膨隆，广泛轻压痛，膝以下2度水肿。查体提示与早晨没有明显变化。他认为患者只是感觉冷，让护士拿毯子给他盖上。

在这个例子中，老师必须强调的问题是漏诊，或者更具体地说，学生没有识别出危重患者。实习医生没有注意到生命体征的恶化，并误读了患者的症状。实习医生当然了解及时识别与诊断危重患者的重要性，但是这个学生对此类患者这样的潜在败血症缺乏临床经验，这个例子同样可以运用经验学习的理论方法。

对新实习医生的挑战之一是，如何在不断积累临床经验的情况下更独立地工作，同时还能认识到自己的局限性。在本例中，实习医生临床经验不够，没有从病情进展的患者身上探查到隐蔽的线索。住院医生与主治医生不仅应该及时出现协助评估患者，还应帮助实习医生了解如何从经验中学习。

从经验学习的角度，住院医生和主治医生应该让实习医生在行动中反思。随着实习医生独立评估的患者增多，犯错误是在所难免的。这些错误正是学习的最好机会，不过需要创造良好的学习氛围才能让实习医生从错误中有所收获。实习医生的亲身体验会给他提供一个积极思考的好机会。

在进行这种讨论时，很有效的方法之一是先讲一段关于自己犯错误并如何通过思考从中学习的故事。如果运用合适，故事还能说明团队合作能互相帮助避免此类错误的发生。例如，主治医生可以这么说："记得有一次我看一个转科的患者，患者是一位嗜睡的男病人，我以为他只是在睡'回笼觉'。我在离开之前，想起来问了一下主管他的护士的想法。她说她有点担心，因为患者的血压在逐渐下降，心率在逐渐增加，尽管还在正常范围内，但预示这有可能出现败血症。我又重新仔细看了看，确定他是医院获得性肺炎。"在行动中反思，或者说是"在行动之后"，能让实习医生明白，他们现在在临床遇到的和做过的事对于今后遇到类似的情况会十分有益。

## ❖ 场景 6：瞬息万变的临床

夜班后，实习医生正在和主治医生汇报一小时前刚刚转到重症监护室的一位患者的情况。主治医生注意到实习医生显得很沮丧。

**实习医生**：史密斯先生的血压掉到 80/40mmHg，我们把他转到 MICU 去了。他是我昨天新收的一位患者，因为急性冠脉综合征入院。一个小时前护士第一次叫我，因为她发现史密斯先生看起来比较烦躁。他一直说背痛，在床上找不到一个舒服的姿势呆着。心电监护除了有几个室性期前收缩外一切正常。我复习了一下他的生命体征，发现过去的两小时，他的脉率逐渐增加，但还没有超过每分钟 70 次。入院时我们把他的美托洛尔加倍了，所以我觉得这种趋势可能预示着什么。然后他就不行了，我们赶紧呼叫急救小组。我在想我是不是漏掉了什么重要的问题。

**主治医生**：我们查房快一点，省出点时间随诊一下史密斯先生，我相信我们能从中学到不少东西。

此例的教学挑战是，如何把实习医生的沮丧情绪引导到正面的学习体验中。由于这里涉及的是知识与判断方面的问题，所以可以运用认知学习理论。这个场景给我们一个机会学习如何为学生提供认知反馈。

主治医生可以先让实习医生总结患者的入院情况和当天晚上的病情变化，包括询问实习医生患者的最初问题。然后可以问整个团队："这是我们预料中的结果吗？"团队一起努力，比较一下实际临床结局与最初的诊断与处理的不同。如果是诊断错了，主治医生需要努力去发现具体的误区或被漏掉的关键线索。询问学生背痛加上生命体征恶化说明什么问题。讨论的目的应着眼于发现并纠正任何片面的理解。主治医生还可以问："有人之前见过类似的病例吗？"，如果有人回答"是"，可以继续说："说说那个患者的情况，和这个病例有什么异同之处。"这种询问的思路可以让学生激活之前学过的知识，在之前学过的概念或头脑中储存的典型疾病的基础上建立起新的认识。接下来，让实习医生探讨新问题的鉴别诊断，哪些诊断"决不能遗漏"。

新手经常会犯一些预想得到的错误，有经验的临床教师可以针对这些错误进行有准备的教学，及时发现问题进行教学。从错误中学到的东西往往印象更深。上面的例子学生漏诊了主动脉夹层动脉瘤，正好可以让学生学习急性冠脉综合征患者背痛的评估。

最后，主治医生需要推荐阅读材料，进一步帮助学生巩固构建知识结构，并从这次教训中学到最多的东西。在这个例子中，实习医生应当好好学习急性冠脉综合征和主动脉夹层动脉瘤，比较两者的临床表现、查体发现、诊断检查方法和预后有何不同。

临床病例纷繁复杂、瞬息万变，在以上例子中，认知反馈不仅可以消除实习医生的挫败感，还能丰富他的典型疾病库。通过认知反馈，学生从这个教训中学到的东西更好地运用到今后的工作中去。

## ❖ 场景 7：处理团队问题

七月初，新住院医生开始在病房工作，他们还不适应团队的领导角色。团队中的医学生显得闷闷不乐，实习医生对工作负担重的抱怨声不绝于耳。查房的时候，住院医生打断了医学生的病例汇报。

**医学生：**我们的下一位患者是名老年男性，在午夜去洗手间的路上摔倒。他觉得几乎晕倒了，但其实并没有意识丧失。他没有服用那些药物……

**住院医生（打断）：**他目前服用的药物包括治疗高血压的美托洛尔和氢氯噻嗪，所以我们主要考虑心率过缓、低钾血症或两者兼有。

（其中一个实习医生查房迟到了而且查房前没看病人。）

**主治医生：**好吧，现在人都到齐了吗？今天看起来开局不顺啊。

此案例遇到的教学挑战是，如何帮助新住院医生处理团队关系，满足每个人的需求。从行为学习理论的观点看，要重视轮转开始的入科教育，在开始就明确行为与结果的预期目标。

缺乏明确的预期目标会使学生陷入焦虑、心里没底。老师们——包括主治医生和住院医生，一开始就应当花时间和团队成员一起确定预期目标。在上个案例中，这个新住院医生很可能在开始没有为实习医生与医学生确定明确、清楚、可观察的目标。作为病房团队的领导者之一，住院医生必须注意自己的领导角色与职责。七月份是一个特别具有挑战性的时期[①]，不仅住院医生刚刚进入角色，医学生也是刚刚开始临床见习。在开始时就明确预期目标可以使今后的团队工作更加顺畅。

住院医生第一天报到时，主治医生就应当花时间和他们单独谈一谈。住院医生给团队进行入科教育了吗？如果没有，可以帮他们复习一下对学生有益的入科教育的典型内容，包括准时、着装得体、保护隐私、床旁举止、及时书写病历等，重点在于强调职业精神。另外，住院医生也需要建立团队运转的基本原则，包括收病人的顺序、什么时候需要观察医学生的表现、谁负责在查房时汇报病例、汇报病例的要求、什么情况下实习医生和医学生需要向上级医生汇报患者的病情变化并寻求帮助。如果住院医生已经进行了入科教育，主治医生应该

---

①在美国，每年七月份是住院医生培训项目开始与结束的时间，此时大量新住院医生接班上岗。

考察一下入科教育是否具有针对性。

### ❖ 场景 8：争取时间进行教学

一个第二年住院医生刚刚看了她上个月在病房的教学考评，结果让她很受打击，她向主治医生寻求建议。

**住院医生**：我能和您谈一谈我们七月份在病房的工作吗？

**主治医生**：当然可以，什么事？

**住院医生**：我刚刚看了学生们给我的考评，看起来不太好。学生们批评我没有让他们一起参与患者的临床决策，他们觉得自己很多余。我不知道怎么做才能更好。

此案例面临的教学挑战是，如何帮助新住院医生适应教学角色，形成自己的教学方法，对医学生进行教学。由于她已经对之前的经验进行反思，此时最适合运用经验学习理论。

住院医生在团队领导与医学生教学中的具体经历是进行反思观察和深入学习的好机会。主治医生可以从让住院医生回忆当时的经历入手，例如："告诉我你在团队中是怎么进行教学的。"这让主治医生了解住院医生对教学的悟性和是否准备好改变自己。住院医生可能承认她在处理临床问题时大权独揽，未能顾及其他组员的需求；或者住院医生可能没有觉察到与医学生的关系处理不顺。无论在哪种情况下，一同观察、正面反馈、引导住院医生反思观察，都能让她更顺利地在经验中学习。例如主治医生可以说："我记得很清楚你努力把学生集合到一起进行教学查房。我也赞赏你的热情与努力，面对这么重的工作负担还能保持积极正面的态度。不过想一想，在时间紧迫的情形下，告诉学生需要做什么比你自己亲力亲为会更有效率，是不是？"这让住院医生进一步反思自己的行为。这种思考对于抽象概念化的过程是很重要的，能给住院医生提供一个教学框架和方法，让她合理安排教学时间，为学生进行有益的教学。例如，主治医生可以建议住院医生多问学生问题，而不是直接告诉学生怎么做。

多提问有三个目的。第一，提问能让住院医生评估学生的知识和对患者病情的掌握程度。第二，学生的回答能让住院医生发现学生的错误，并把教学重点放在学生的误区上。第三，提问可以了解学生的学习付出，显示出对学生的一种尊重，并可以创造更好的学习氛围吸引学生学习。

指导住院医生积极尝试使用新方法教学。有时主治医生需要亲自向住院医生示范教学方法，比如邀请住院医生观摩主治医生的教学。在大多数情况下，主治医生只需要提醒一下住院医生某些教学方法的具体注意事项。下一个病房的轮转将会给住院医生学习和实践教学提供一次具体经历。

## ❖ 场景 9：忽视复杂的临床问题

七月份的病房，主治医生在查房时观察住院医生讨论一位新病人。她显得十分自信，充满热情。然而，随着讨论的展开，主治医生注意到她忽视了这个病例的复杂性。

**住院医生**：患者昨夜因一过性晕厥入院。他是一名 51 岁的男性，有多种冠心病的高危因素。尽管他没有心绞痛病史，但我们仔细询问病史后发现他在修剪草坪的时候感到过胸骨后压榨感。查体发现心底有 2/6 级杂音，向颈部传导。我们给他做了急性心肌梗死的筛查，他的肌钙蛋白是正常的，心电图没有缺血改变。今天早晨他没有不适，我想他可以回家去门诊完善冠心病的检查。

这个案例主治医生需要指出的是住院医生对临床的不确定性缺乏认识。认知学习理论的观点对解决这一教学挑战会有所帮助。

刚开始带领一个病房团队，住院医生必须学会判断，什么事情可以自己解决，什么事情必须寻求其他人的帮助。复杂的病例需要密切关注病情的发展和临床表现的演变，避免过早下结论。住院医生可能会习惯使用非分析的思维方式考虑一般问题，但面对新症状与体征的出现，这种模式识别的思维方式得出的结论会面临挑战。总而言之，住院医生一定要学会"放慢节奏"。

从认知学习的角度，主治医生应当去仔细探究住院医生对这个病例的理解。由于临床时间经常十分紧迫，住院医生经常简要汇报患者病例后就直接跳到诊疗计划，把评估或诊断环节留给主治医生。当遇到复杂临床表现的患者时，让住院医生停下来想一想，用

一句话总结患者的主要临床问题。如果住院医生的总结和你是一致
的，主治医生应进一步询问——"这个病例可能的鉴别诊断是什
么？""最可能的病因是什么？""想一想我们有没有漏掉什么线索？"
"针对这些可能存在的问题你今天该做些什么？"。这些问题帮助住
院医生认识到当遇到以下情况时如何形成良好的习惯：①当评估的
步骤被忽视；②当忽视病例中不好解释的部分导致错误的诊断与处
理；③当遇到复杂的临床病例时。良好的习惯应该是问问自己，
"还有什么其他可能吗？""我错了吗？""有什么我没有发现的事情？"
"我漏了什么吗？""让我困惑的是什么？"。这样的习惯可以避免武断
并有助于培养终身学习的能力。鼓励学生对临床的细微变化保持警
觉，超越典型病例建立更丰富的病例资源与知识结构。主治医生可
以通过和住院医生一起复习探寻前述问题的答案，让住院医生养成
从每个病例中强化学习的思维习惯。

## ❖ 场景 10：不及时书写病历

　　一位在门诊的第二年住院医生不能适应不断增加的工作量。尽管
他很喜欢看新病人，也能与患者建立很好的医患关系，并能为他们提
供高质量的医疗服务。但他的指导老师发现每周他总是最后一个完成
工作。

　　内科教学主管将住院医生最近的门诊表现报告转发给主治医生，
报告显示这名住院医生拖延的病历比别人多出 10 倍。报告还附有一
份手写的意见信："如果你没有完成病历和电子签名，我们无法把患
者的账单寄给保险公司。你必须改变。"后面还有门诊护士的记录：
"琼森先生打电话来问他的补钾药是否需要调整。主治医生上周刚在
门诊见过这位住院医生，据说他改变了利尿药的剂量，但是连记录都
没有。我不知道他的利尿药是加量了还是减量了，也不知道他打算怎
么处理血钾的问题。"

　　对于这个案例，老师需要解决的教学问题是：帮助住院医生认识
到不及时书写病历有可能导致医疗差错并影响团队其他成员的工作。
为了更好地帮助他，指导老师首先需要了解原因，是由于他缺乏时间
管理技巧还是没有意识到准时的重要性。因此老师要和住院医生单独

谈一下。他是否意识到在病历书写方面自己的表现不佳，他对此有何反应。如果他看起来很懊悔、沮丧、备受打击，提示是否存在技术问题。如果他表现得不屑一顾、漠不关心，提示态度可能是问题的核心。

时间管理是一门技术。它可以被定义并用客观方法评估，所以说如果存在时间管理问题，可以运用行为学习理论应对。住院医生需要先在头脑中形成什么是好的表现，然后再通过合适的反馈去实践。首先，和住院医生沟通行为的期望值以及这其中的意义。然后，帮助住院医生勾画一下值得肯定的表现应该是怎么样的。例如，指导老师可以这样说：

**指导老师**：门诊对住院医生的要求是，要在患者就诊 2 天内完成病历。这既是为了保证患者的安全，也是对同事的尊重，因为他们可能在处理你的患者时需要这些信息。我注意到你的门诊病历很长很详细。看看这个门诊病历的模板，在门诊这么写会更快，而且信息也足够。你可以复习一下你自己的病历，创建属于你自己的电子模板。我的经验是，看完门诊后，在诊室后面的屋子里找个安静的地方，不受打扰地把病历写完。

根据行为学习理论，需要为住院医生提供信息和外部激励，目标是让他们自己对时效性有期望。如果态度是问题的关键，住院医生不认为时效性很重要，那么运用社会学习理论会有帮助。社会学习理论着重于关系、相互作用和价值观，大多数可以通过行为榜样来沟通实现。那么教师该如何沟通说明态度是决定患者安全的关键呢？

涉及态度问题会对住院医生的自尊构成威胁。注意一开始不要盲目判断态度问题的原因或是否合适，要把重点放在创建一种和谐的学习氛围，把住院医生行为表现的进步作为目标。先明确，然后再把假设与信条打乱是一种有用的方法。例如：

**指导老师**：我知道，你觉得门诊到处都是规矩。你知道为什么我们需要严格规定病历完成的时间吗？

**住院医生**：我知道，我们必须符合 JCAHO（医疗保健组织鉴定联合委员会）的要求，还有医保账单的要求，但我实在太忙了，顾不上这些。

**指导老师**：那是门诊管理者需要注意的。但它其实是一种职业精神的体现，首先要确保患者的安全和对同事的尊重，他们需要这些信息去照料你的患者。你知道昨天琼森先生打电话来问他补钾药的剂量，我们只能猜你在门诊是对他的呋塞米剂量做了什么调整，如果我们猜错了，他可能死于低钾或高钾血症导致的心律失常。你能核实一下我们做的确定没有问题吗？

对于反复发生的态度问题，或发生在整个小组而不是个别人身上的问题，应该通过事先积极主动的练习去帮助住院医生建立正确的价值观。例如，不及时完成出院病历对很多培训项目来讲是老问题了。为了解决这个问题，可以设计如下的培训项目作为住院医生入科培训的一部分。首先，项目负责人带领大家进行讨论，关于交易与职业之间的区别，强调职业包含了大量的专业知识并有自身的监管标准。然后，住院医生会拿到一个真实的病例，由于缺少出院记录影响到患者的医疗安全。项目负责人这时离开现场，让住院医生与总住院医生一起讨论病例，对于病历拖欠问题提出他们自己的解决策略。最后项目负责人回到现场，总住院医生将提交一份讨论摘要和达成一致的策略（如：如果在职责范围内出现任何不完善的病历，住院医生将不允许参加选修科室的轮转）。

以上这个例子运用了社会学习理论，项目中，住院医生接受自我监督管理的责任，有权力自己决定预期目标和未达目标时需要承担的后果。

## ❖ 场景 11：医院内的医疗决策

一个第二年的住院医生正在向主治医生汇报术前会诊病例，患者本周要进行股疝的择期修补术。医院最新规定 65 岁以上全身麻醉手术的患者必须经内科会诊，但此患者的外科主治医生反对这一规定。

**住院医生：**这位患者很健康。他的长期用药只有阿司匹林，我已经嘱咐他术前 7 天停药。他没有心、肺疾病。查体生命体征平稳，呼吸平稳，双肺呼吸音清。胸骨旁可闻及 3/6 级递增/递减杂音，向颈部与心尖部传导。有可疑的第二心音分裂。X 线胸片正常，心电图显示窦性心律伴左室高电压。他应该是位低危患者。

**主治医生：**你怎么解释杂音和心电图改变？

**住院医生：**哦，上周在门诊外科大夫也注意到了，但看起来他并不为此担心，手术已经排好了。

**主治医生：**我们可能得考虑一下下一步的处理。

在上述案例中，面对的教学挑战是，如何帮助住院医生应对等级冲突可能对医疗决策造成的干扰。此例中的患者很可能患有主动脉瓣狭窄，这是一个手术高危因素，应首先修复瓣膜病变，择期手术必须取消。我们还不清楚，是由于住院医生缺乏这方面的知识，还是迫于外科医生的压力——也就是说，不知是认知方面的问题还是社会方面的问题。为了区分这两者，主治医生可以改变背景，去除社会因素的影响，进一步探查住院医生的知识基础。例如，主治医生可以问，"假设手术在 2 个月之后，那现在针对杂音你要做些什么吗？"如果住院医生认为应该做心脏超声确定是否有主动脉瓣狭窄，那么他的知识认知方面没有问题，教学的要点应该是角色和权力，此时可运用社会学习的理论。如果不是，那教学要点主要在知识方面，认知学习的理论更合适。

从认知学习理论的观点看，住院医生需要把患者查体发现与有关瓣膜性心脏病的知识和心脏风险相联系。可以从提问和讨论开始，考察一下住院医生的知识掌握程度，比如："哪些临床高危因素可导致择期手术被取消？"通过这个问题可以清楚地了解住院医生是否熟悉常规术前高危因素，如果不熟悉，会诊主治医生可以推荐他去阅读相关指南或风险评估流程。另一种可能，住院医生知道主动脉瓣狭窄是高危的，但是并不确定此患者是否存在瓣膜病变。这时可以指导住院医生进行体格检查测验，给他听典型收缩期杂音的录音，比较对照主动脉瓣狭窄与其他常见收缩期杂音比如二尖瓣反流的区别。无论哪种情况，这种阅读或听心音的作业应该包括复习和讨论的时间。另外，这还是比对床旁心脏查体教学和使用特殊策略教学的好机会。

如果困难之处在于角色和权力，最适合运用社会学习理论的观点。在这个案例中，存在潜在的等级冲突，对于一名住院医生来说，建议外科取消手术，评估心脏杂音的原因可不容易，尤其是遇到并不好打交道的外科医生。然而，住院医生需要不畏权势，正确评估需要优先考虑的事情。

运用社会学习理论进行教学最重要的是从共同的价值观开始。在这个案例中，共同的价值观是患者的安全。会诊主治医生要成为住院医生的行为榜样，以患者安全优先，化解潜在的等级冲突。这可以让住院医生看到，如何从患者安全的立场出发去讨论问题。如果住院医生遇到困难，主治医生也可以主动和外科医生联系给住院医生以支持或示范如何与外科医生进行讨论。

## ❖ 场景 12：忙碌的住院医生

门诊护士正在对门诊指导老师大声抱怨一个第三年住院医生。

**护士：** 他总是指望我们把他当孩子般对待。上星期他做完胸穿，留下了一大堆装满了体液的瓶子和针头让我们去收拾。他有位胰腺炎的患者来开每个月的美沙酮。我呼他，结果他回电话说："你到病房来找我吧！我把处方复印件给你。我太忙了，没空给你拿过去"。医院规定 HIV 咨询必须由医生来做，但他让我们替他做。有一次，他负责的一名痴呆患者的女儿来门诊，边哭边说再也没有能力照顾她老爸了。我把他呼来，结果他就说了句："带她去找社工吧"。

这名住院医生的行为表现出对门诊团队的不尊敬，这对照护患者所必需的团队合作是一种威胁。本案例中的教学挑战是要强调职业精神。这个学生既存在行为问题，也同时存在态度问题，所以行为学习或社会学习的理论都值得借鉴。行为方式具体而快速，所以是时间紧迫时的首选。然而，这种方法不能进行对话建立共同的目标，而那些都是帮助学生内化理解学校预期目标的重要因素。

如果使用行为学习方法，需要明确行为问题所在，预期规范的行为是什么，接下来改善行为的计划，如果没有改善的后果等。例如：

**指导老师：** 门诊的一些同事对你有点意见，我需要从你的角度了解一下情况。他们说你做完操作后让他们去收拾东西，而且让他们做本该属于你的工作，比如说 HIV 咨询。这些都发生过吗？

如果住院医生承认了这些行为，指导老师可以接着说：

**指导老师：**在门诊，我们工作依靠团队与合作。门诊护士很忙，要分诊，还要接患者的电话。你把操作后的摊子交给她们去分类处理，她们为了帮助你不得不中断自己的工作。你也需要知道，按医院的规定 HIV 咨询是要医生自己做的。我希望你对这些事情负起责任。我 2 周后会再检查，看看你的表现。

从社会学习理论的观点看，教学应从确定共同的价值观开始。这也许是最大的挑战。例如，如果共同的价值观是团队工作，但这可能不在住院医生关注的范围内，也许是因为他太忙了或者已经适应了社会对医护关系的不同预期。通常，社会学习问题都需要首先反思一下。仍然强调一开始不要盲目判断态度问题的原因或是否合适，而要把重点放在创建一种和谐的学习氛围，把提高行为表现作为目标。开放性的问题、即刻发现并指出问题、自我表露等方法在这类讨论中会有帮助。例如，指导老师可以这样开始谈话："在这件事上你觉得你和护士的关系如何？"然后说："如果我去问护士，他们会赞同你，还是会有不同的说法呢？"指导老师可以和学生一同分享之前从护士那里得来的反馈。通过这些方法，希望住院医生深入思考和团队其他成员的关系问题。指导老师然后可以和他分享一些个人的经验。例如："我也曾和你一样。不过后来我意识到，我在护士中的人缘比同事们差很多。我和护士们谈过之后知道我的所作所为妨碍了她们的工作。建立了信任和尊重之后我们的关系就大不相同了。我们的工作都是为了照顾患者，我们中的任何一员懈怠了，都会让团队其他成员的工作更困难。"

如上所述，社会学习理论的观点十分复杂，但也更有可能带来真正的改变与进步。只有在时间紧张时或其他方法无效的情况下才使用行为方法，在正式补救之前需要明确合理的行为，否则行为并不会改变。

❖ **总结**

这里提供的教学场景旨在描绘一些临床教师经常面对的挑战，并阐明学习理论与临床教学之间的联系。其他类似的讨论与建议可见于本丛书的另外两本：《门诊教学》和《医院教学》。本章的主要观点是，一旦临床教师能够明确学生的问题和教学挑战，就能运用合适的理论方法去解决问题。基本的原则是：如果问题是知识方面的，使用认知学习理论；如果问题是技能方面的，使用行为学习理论；如果是态度问题，使用社会学习理论。不足为奇，临床教学经验方法可能穿越知识、技术与态度等范畴，特别是当学习问题需要反思、需要以改进行为表现为目标时。很多临床教学情况是复杂的，需要联合使用多种理论和方法。面对教学挑战并没有一种完全正确的做法。然而，这里介绍的学习理论，尤其是它们在特定教学情况下的应用，可以让临床教师更好地理解临床教学不断遇到的挑战，扩展他们的教学技巧，最终提高学生当前及未来的患者照护能力。

（孟　婵译　黄晓明校）

# 参 考 文 献

1. **Pangaro L.** A new vocabulary and other innovations for improving descriptive in-training evaluations. Acad Med. 1999;74:1203-7.
2. **Skeff KM, Stratos GA, Berman J, Bergen MR.** Improving clinical teaching. Evaluation of a national dissemination program. Arch Intern Med. 1992;152:1156-61.
3. **Servis M, Smith S.** Diagnosing learner difficulties using a developmental framework for clinical teaching. Ann Behav Sci Med Ed. 2004;10:29-33.
4. **Chang RW, Bordage G, Connell KJ.** The importance of early problem representation during case presentations. Acad Med. 1998;73(10 suppl):S109-S111.
5. **Bordage G.** Elaborated knowledge: a key to successful diagnostic thinking. Acad Med. 1994;69:883-5.
6. **Irby DM.** What clinical teachers in medicine need to know. Acad Med. 1994;69:333-42.
7. **Peled JU, Sagher O, Morrow JB, Dobbie AE.** Do electronic health records help or hinder medical education? PLoS Med. 2009;6:e1000069.
8. **Chittenden EH, Henry D, Saxena V, Loeser H, O'Sullivan PS.** Transitional clerkship: an experiential course based on workplace learning theory. Acad Med. 2009;84:872-6.
9. **Bordage G.** Why did I miss the diagnosis? Some cognitive explanations and educational implications. Acad Med. 1999;74:S138-43.
10. **Westberg J, Jason H.** Fostering learners' reflection and self-assessment. Fam Med. 1994;26:278-82.
11. **Eva KW.** Diagnostic error in medical education: where wrongs can make rights. Adv Health Sci Educ Theory Pract. 2009;14 Suppl 1:71-81.
12. **Bowen JL.** Educational strategies to promote clinical diagnostic reasoning. N Engl J Med. 2006;355:2217-25.
13. **Wipf JE, Pinsky LE, Burke W.** Turning interns into senior residents: preparing residents for their teaching and leadership roles. Acad Med. 1995;70:591-6.
14. **Moulton CA, Regehr G, Mylopoulos M, MacRae HM.** Slowing down when you should: a new model of expert judgment. Acad Med. 2007;82:S109-16.

15. **Gazda GM, Childers WC, Walters RP.** Interpersonal Communication: A Handbook for Health Professionals. Rockville, MD: Aspen Publications; 1982.
16. **Pian-Smith MC, Simon R, Minehart RD, Podraza M, Rudolph J, Walzer T, et al.** Teaching residents the two-challenge rule: a simulation-based approach to improve education and patient safety. Simul Healthc. 2009;4:84-91.
17. **Alguire PC, DeWitt DE, Pinsky LE, Ferenchick GS.** Teaching in Your Office: A Guide to Instructing Medical Students and Residents. 2nd ed. Philadelphia: ACP Pr; 2008.
18. **Wiese J, ed.** Teaching in the Hospital. Philadelphia: ACP Pr; 2010.

# 第 3 章

## 有效教学的经验之谈

Jay D. Orlander，MD，MPH

B. Graeme Fincke，MD

**要点**

- 针对环境的不同、学生需求的不同和教学背景的不同，有经验的教师会使用不同的教学方法。
- 有经验的老师会从人际关系层面吸引学生参与学习，营造相互信任的教学环境，并与学生共同努力以达到特定可及的目标。
- 临床教师应该在患者床旁观察学生，根据所获得的第一手资料给出反馈，并且通过具有挑战性的临床技能的实施时时为学生树立榜样。
- 业务娴熟的教师对教学活动总是胸有成竹、张弛有度，他们也常常会现场即兴发挥，尽可能地丰富学生的学习体验。
- 对教学有追求的教师，会反思自己的工作，寻求教学反馈，参加有组织的教师培训活动，通过这些自省和继续教育活动会使得他们对教学技巧驾轻就熟。

教学既是一种职业，更是一种使命。很多医生都在教学，但有的人做得更为优秀。我们每个人心中都会有一个优秀的老师，也许曾和他朝夕相处，也许仅仅是简单的接触，但他对我们的职业发展有着深远的影响。医学以外的研究表明，学生取得的成就中，教师的作用占到了30%。虽然医学教育没有类似的数据，但经验显示，教师的作用是不容忽视的。优秀的教师能够激发学生的潜力让他们成为最好的医生，他们也会激励学生和他们一样成为老师。那么他们是如何做到这一点的？什么成就了他们的优秀？我们又能从他们身上学到什么？

虽然教学看起来是一种凭直觉的行为，但高效的教学并不是随机发生的。优秀的教师都会努力让自己的教学更高效。将优秀教师的教学行为进行简单孤立的分类是不合理的。一些作者用不同的方法对优秀教师的特点进行总结和归纳，比如优秀中小学教师的5大特征范畴与16种属性；天才大学老师的8个特点，还有优秀临床教师的6大方面、8大特征、12种品质、12项职能、8个技巧、49种主题等等。其实，这些形形色色的说法所要传递的信息都是相似的。

并不是说优秀的临床教师都有相同的性格特点，或者说他们都在相同的某一临床领域特别擅长。但他们都具有一个共同的特征，那就是他们都是出色的临床医生，这是成为一个优秀临床教师的必要条件。另外，优秀的教师会表现出相似的亲和力和感染力，使他们显得与众不同。他们博学且热爱教学、尊敬学生；他们能敏锐地捕捉信息，无论是关于他们自身、环境还是学生的；他们善于利用捕捉到的信息，及时修正自己的言行，给学生以最大的收获；他们会制定目标，激起学生不断学习的欲望，致力于学生自我教育、求知欲望和职业精神的培养。他们之所以有这样的言行，是因为他们时刻关注学生的需求，并根据临床环境的不同，不断对需求作出调整。最优秀的临床教师在临床中和学生结成同盟，见证学生的言行，这样可以直接观察学生，及时提供具体的反馈。教学中的确存在一些技巧，如果你在恰当的时间和场合使用会大大提高教学效率。优秀的教师就十分注意努力学习这些技巧，他们会挤出时间参加教师培训项目，他们会进行自我发掘、自我反省、寻求反馈，通过这些使自身素质得以提高。

本章记录的是优秀临床教师们最重要的经验之谈（框3-1）。这些经验是从文献精选出来，并根据自身经验加工而成。就像许多复杂的人类活动一样，这些经验不是孤立的，每一个经验中的概念经常互相重叠。

框 3-1 优秀临床教师的 9 大经验

1. 在临床工作中敏锐且睿智
2. 教以适学
3. 协调学生与环境之间的关系
4. 吸引学生融入临床并制定目标
5. 观察并反馈
6. 示范并以身作则
7. 有条不紊，准备充分
8. 教学的即兴发挥
9. 渴望从优秀到卓越

## ❖ 经验 1：在临床工作中敏锐且睿智

　　一名优秀的临床教师首先要具备丰富的临床知识与能力。没有这些，学生对你的信任将大打折扣，更重要的是，这会让没有做好充分准备的学生在面对患者时压力大增，因为学生能获得临床教师高质量的指导是减轻这种压力的关键。学生，尤其是住院医生和接受专科培训的年轻医生，把扩展专科知识看得至关重要。然而，作为临床新手所认为的博学，所需知识的广度和深度是相对的，博学并不意味着无所不知。更确切地说，学生所需要的是可靠的知识，能让他们有能力处理临床常见疾病和问题。临床知识反映了一个人的智慧、判断力和经验。能够详细讲解病理、细胞和遗传机制可能在学生眼里可以获得加分，但是对于一个成功的临床教育者来说，对这类知识深度的了解并非是必要的。

　　比教师的知识更重要的是如何传授知识（见本丛书之《临床教学方法》）。当教师提供的信息量"恰到好处"时教学效果最佳，也就是说，进行教学的时候，教学内容要以学生已有的临床经验为基础，并随时依据学生的学习情况进行调整。经验丰富的临床医生和优秀的临床教师能驾轻就熟地处理常见临床问题，几乎是下意识地做出临床决策，他们形成自己的"认知地图"或"教学脚本"（见本丛书之《医院教学》）。这些"脚本"让教师审慎地表达自己的思路，为了教学目的而清晰阐述每一步骤及依据。这些教学脚本能毫不费力地让常见疾病的教学达到很好的效果。

内科需要一种循证的方法，虽然证据每时每刻都在增加，资源似乎是无限的，但临床决策却需要在第一时间内做出。优秀的教师了解自己的所长，能提出各种信息的来源，哪些来源于文献，哪些来源于经验，并能告诉学生这些不同来源的临床信息的交汇点是什么。面对问题，主治医生勇于说"我不知道"能获得学生的尊敬，因为对未知事物的坦诚正是区分一个优秀的临床教师和一个教学还有待提高的临床医生的特点。有积极性的学生可能会自觉或被鼓励去探索发现问题的答案，如果问题太过于挑战性，作为老师应当自己去寻找答案。无论是何种情形，师生都应该一同分享学习的成果。

## ❖ 经验 2：教以适学

毫无疑问，有天分的教师会表现出与当代的教育理念一致的典范行为，或许因为他们具有教学的本能，也可能是他们通过自身的经验与错误，推断出怎样做最为有效。对于其他渴望改进教学的临床教师，了解"教"与"学"的理论是很有帮助的（见本书第一章与第二章）。洞悉学习的过程，了解学生的主观能动性和学习实用性是成人教学成果的重要预测指标，可以影响教师怎么教和教什么。既然成年人在积极参与和探索中能学到更多的东西，优秀的教师自然会想办法吸引学生参与教学，在教学过程中积极互动。优秀的教师不会照本宣科或直接回答学生的疑问，他们会鼓励学生自己去发现突出的临床问题并寻找答案。在医学院校的课程安排中，减少授课，增加以问题为基础（或以病例为基础）的小组学习正是这一原则的体现。临床这个舞台是以问题为基础的学习的缩影，因此驾驭教学技巧的临床教师能轻松调动学生的学习积极性。

为了达到高血压的教学目标，通常临床教师可能会在学生遇到第一个高血压患者时就让他们阅读一篇关于高血压的文章。而一个优秀的教师会首先了解一下每个学生对于这个临床问题的诊断与治疗都知道些什么、针对这个患者需要做什么、为了做出最佳诊治决策学生还需要掌握哪些知识。然后把学生聚集起来参与讨论，通过讨论了解他们的知识存在哪些不足，并把学生引导到相关的问题上去。

## ❖ 经验 3：协调学生与环境之间的关系

优秀的教师能帮助学生沿着正确的成长轨迹前进，成为一名能独当一面、称职而优秀的临床医生。好的老师对自己作为一个老师的表现并不太感兴趣，他们更感兴趣的是教学的质与量。学生进入临床时，会带着各自的学习方式、个性、生活经验与特长，所有这些都会对学习造成影响。优秀的教师会逐步了解学生，并利用这些信息优化他们的学习经验。适应学生意味着有意识地了解学生过去与现在所处的环境，以及他们所处的学习体系的细节，然后利用这些信息影响学生的行为，最大程度地让他们获益（框 3-2）。优秀的教师会找出学生所处的位置、学生的目标以及他们面对的问题，调整自己的教学方法，以适应学生的情况。

框 3-2　教学要与学生与他们的情况相协调

---

1. **学生的知识**
   - ➤ 长期与短期目标
   - ➤ 相关的既往临床与生活经验
   - ➤ 临床工作中的自信与能力
   - ➤ 压力或疲惫的程度与诱因
   - ➤ 学习风格
2. **外在的学习环境**
   - ➤ 能获得的教学空间的特点
     - 相对于小组规模的教学空间大小
     - 身体上的舒适程度

**续　表**

> 清洁程度
> 温度
> 嘈杂程度
> 教学家具质量
> 光线
> 能获得的技术资源

3. **教学项目**
> 项目细节
> - 受训者必须参加的学习以及受训者在项目中承担的职责
> - 轮转时间
> - 项目或实习负责人的预期目标
> - 在病房轮转时的收病人与值班安排

4. **人与人之间的学习氛围**
> 人际关系和小组的学习动力
> - 组员各自如何安排自己
> - 组员们相互之间关系处得如何

　　患者的流动情况与医疗系统特点（包括出入院操作流程特点）都能影响学生的学习经历。优秀的教师了解这些流程的细节，还有学生学习的外在环境和人力与技术方面的资源。要想成为一个好老师，他们必须熟知关于学生培训项目的方方面面的问题。在了解了培训项目情况介绍和项目负责人的预期目标后，与学生闲聊一下也会有一定的启发。比如，对于医学生来说，确定学生已经完成了哪些轮转有助于让教师了解他们对临床的熟悉程度。对于住院医生来说，问一下他过去的轮转情况，了解值班、门诊排班与职责范围，能让教师事先预料他可能遇到的困难，以便在计划教学活动时充分利用各种机会。掌握这些信息同时可以使老师与学生之间的联系更紧密。

　　老师和学生像普通人那样平等相处，可以进一步加深彼此的理解。老师应当把学生作为一个完整的人去了解，不仅了解医疗背景内、更需要了解背景之外的学生，了解他社会的不同看法与政治观点、背景、职业目标、人生阅历和影响力，所有这些都可能影响学生学习临床医学的动机、观念与热情。这种密切的师生关系（经常也混有一些老师的自我表露），帮助教师理解学生的所思所想，什么时候可以给他们激励，什么时候他们会产生负面情绪需要安慰。了解学生的人生经历、既往职业情况和曾经从事的研究，对教师来说也可能是一种潜在的教学资源。医学生上医学院之前可能曾是药理学家、律师或精神病学家①；有些人可能从事过某个特定的疾病的研究，或者和家人的慢性疾病打过交道；也有些人可能擅长医学伦理或公共卫生。对于主治医生来说这些都是难得的资源，充分应用可以在查房时活跃讨论气氛或提供独特的视角。聪明的老师也会十分关注学生的自信心、临床能力和知识储备。自信会影响行为，例如是否勇于在小组内发言或在床旁展示临床技能。在计划与从事教学活动时，评估学生的知识水平十分关键。内容过于基础或过于高深都会影响听众的学习效果，过于基础会显得多余而乏味，过于高深又会让听众困惑不解。如果没有参照系，缺乏基础知识的学生无法把新知识与任何其他事物相联系，就无法在脑海中构筑正确的思维框架。所以，如果教学不在适合学生的水平上进行，既白费力气又达不到效果，浪费的时间和精力无法弥补。

情绪与疲劳调控着一个人关注新事物的能力，继而影响到学生究竟能学到多少东西。轻到中度的刺激能提高学习效率，然而，过于强烈的情绪，尤其是负面情绪，则会影响学生的专注力。情绪变化对学生造成的影响面很广。培训环境以外的状况（例如家庭生活、亲人和朋友）尽管和培训没有直接关系，但可以影响到培训。临床工作充满压力且有很大的不确定性，住院医生或学生经常会面对各种情绪变化：例如，与饱受病痛折磨的患者共同体会悲伤情绪；由于因不正确的临床诊断或糟糕的病例汇报而丧失信心；因为与患者的关系恶化或临床决策给患者的健康带来伤害而产生负罪感。所有这些都会影响学生的学习。

疲劳导致状态不佳在临床受培训者中非常普遍。工作与学习的双

---

①美国医学院为本科毕业后教育，医学生的本科背景或工作背景各不相同。

重压力极大挑战着他们的忍耐极限。尽管已有一些限制工作时间的规定以减轻工作压力，但医生现在和未来都仍是一个十分辛苦的工作，紧张而繁重，患者的数量和病情的严重程度此消彼长，极具挑战性。无论是在门诊还是病房，学生都有可能出现心力交瘁——由于疲惫无法集中精力、无法学习、无法照顾患者。优秀的教师会关注学生的状态，并据此调整教学，这意味着每时每刻的关注，并在第一时间做出反应。

并不是所有培训者的所有情绪都会破坏教学氛围，其实有一些情绪对教学还会产生正面的影响。例如，新学生对医学知识的渴望会给门诊与病房带来活力；学生间断脱离临床环境，比如科研训练、度假或休息，回来时重新面对临床工作和学习往往是精力充沛。有创意的老师会充分利用这种活力促进学生自己和小组的学习。

优秀的教师也会关注并掌控学习环境，让它更好地为教学服务。学习环境的物理因素包括空间大小、环境嘈杂程度和温度。其他因素还有家具是否舒服、光线是否合适、温度是否适宜？会被经常打扰吗？对于长时间的讨论，在大厅站着进行和在会议室坐着进行相比，对查房的质量影响大吗？如果要把一个正在进行的讨论挪到会议室进行，如何打断？是一分钟后立即开始讨论还是过一段时间再开始？两种方式有什么不同？优秀的教师会权衡利弊，尽其所能考虑这些环境因素的影响。所以，重新摆放椅子、清洁桌面、把小组讨论改到会议室进行，这不仅会让学生觉得舒服贴心，还可以提高他们的学习效果。

与人交流时的风格与语调，在小组中的行为处事方式，也是学习环境的一部分。无论小组的大小，一个喜欢支配别人、夸夸其谈、以自我为中心的人会破坏人际关系，最终被孤立。在这种情况下，一个有洞察力的教师，会问一些开放性的问题，把话题引向全组而不是某个组员，用这种方法来削弱一个气场过强的组员的影响力。知道主治医生在与不在时组员的干劲有何变化至关重要。团队的凝聚力不强或被破坏会对小组成员共同学习造成不良影响。关注人际关系是一个好老师的行为特征。单独谈话，尽早发现问题，有助于消除压力、构建良好的小组氛围。

## ❖ 经验 4：吸引学生融入临床并制定目标

　　与秩序井然的教室和有条不紊的实验室流程相比，临床这个舞台是混乱的。一般学生的轮转时间都不长，在短时间内与科室的正式员工建立关系不是一件容易的事，而且同年资的人（通常可以是相互支持）很少能并肩作战。结果，当学生来到一个新的临床科室轮转时，经常不清楚他们应扮演的角色和承担的职责，导致他们面对人际关系和学习机会时犹豫不决。临床教师的首要任务就是要让学生快速熟悉环境，吸引学生融入临床，针对学生的学习与职业发展目标与他们结成教学联盟。临床工作每天都要面对繁重的任务与知识，难以应对，如果在轮转之初，老师与学生就对轮转目标达成一致，双方都能从中获益。这可以从学生的目标与期望开始讨论，然后与老师的要求相结合。在临床中，轮转的总体目标是由实习、住院医生培训或专科培训项目负责人制定的，如果老师与学生能一起就这些目标进行详尽的解读，相信对师生都大有裨益。教学目标总是随着时间的推移而不断发展，在轮转过程中师生或多或少就目标进行着谈判与妥协。好老师会把教学目标定得较高，就目标在给学生承诺的同时，他们会期待学生自己的目标承诺，在此过程中双方互利互惠。

　　处于不同临床阶段的学生有不同的方法吸引他们融入临床。在临床一线的医护人员都渴望亲自管理患者，因此，在短期内给他们一定的自主权，让他们间断独立地接触并处理患者，能检验并实践他们新学到的技能。自主独立必须与示范和观察相结合。但是，让学生每时每刻都如影随形地跟随一个高年资的受培训者或主治医生，对他们来说并不吸引人。有经验的老师都知道，对于初学者来说，与其风卷残云般快速地看很多病例，学生没有时间和患者或老师沟通，不如更深入地与患者接触获益更大。而对于具有一定水平的受训者来说，例如高年资住院医生或接受专科培训的医生，充分参与意味着评估和处理复杂有挑战性的患者、承担医学生和实习医生的教学、参加提高临床实践能力的培训项目、复习与临床病例相关的最新研究成果等。在这些例子中，协商产生的更富有挑战性的目标与学生的职业发展保持同步。

吸引学生融入临床的终极目标是把学生培养成善于自我激励的临床医生。在之前的段落中提过，好老师会帮助学生发现问题，引导他们自己发现答案，通过这种方式激励学生取得成功。对于初学者来说，被分配的学习任务不应太过宽泛，因为一个没有过多经验的学生会迷失在浩如烟海的知识中（例如想在一个晚上掌握糖尿病的全部）或钻进过于狭窄的专科技术问题中。对于局限而专科的问题最好留给资深的受训者或教师——他们对于专科或有争议的观点已经形成自己的想法。所以，合适的激励意味着把学生引导向与他们的水平相适应的问题。

## ❖ 经验 5：观察并反馈

优秀的教师会亲自获取学生的第一手材料，他们观察学生如何与患者的接触，收集相关信息，随时给学生医疗、教学及其他方面的支持。一个主治医生不仅要出现在会议室与办公室里，更需要亲自出现在患者床旁，还有哪里能比患者床旁更适合评价学生的沟通能力和查体技能？在病房轮转时，临床教师还需要注意观察学生其他方面的人际关系，例如同级之间、住院医生与实习医或医学生、学生与护理人员之间的关系等，因为临床医生在工作中需要和会诊医生及其他医院工作人员有效合作。同样的，在门诊或在患者床旁观察学生与患者的交流是一种非常有效的教学方法，应该成为临床教师的常规。

在临床环境中，学生的许多行为需要老师关注，因为这些反映了他们掌握临床技能的情况。好老师会用心听完学生的病例汇报，由此了解学生临床决策的过程和解决问题的方式；注意修改学生的病历和他们提出的问题，由此了解学生的知识掌握情况与思考过程。这些都是反馈的基础（框 3-3）。

框 3-3　反馈指南

1. 在教师与学生组成教学联盟中，反馈的目的是提高学生的技能。
2. 直接观察是反馈的基础（观察学生接诊患者的过程对反馈很有帮助）。
3. 观察后及时反馈，有助于回忆细节。

| |
|---|
| 4. 反馈从学生的自我评价与反应开始，有助于发现不良言行的原因。 |
| 5. 不使用批判性的语言。 |
| 6. 具体化（注意事件的始末、语言与非语言的行为与反应）。 |
| 7. 关注行为本身。 |
| 8. 当谈论态度问题时，注意从旁观者的角度指出，并以学生的具体行为为基础进行解释（行为只能暗示态度）。 |
| 9. 对学生能力的肯定也是一种反馈形式（有助于巩固新学到的技能）。 |
| 10. 集思广益，以求改进 |
| 11. 经常性反馈，且是有预期有需求的。 |

　　反馈从临床观察中得来，可以提供相当多的有用信息让学生获得提高。这种形成性评价信息（过程评价）和总结性评价信息（完成轮转后得到的评价）并不完全相同。在师生结成联盟的情况下反馈最为有效，因为这时双方的目标是一致的，都是为了让学生提高技能。某一领域内的技能不能外推到其他领域中去，例如查体的技能不能通过口头汇报病历来评价。任何观察到的行为，只要是与职业发展有关的，不管是工作、流程还是言行，都应该给予适当的反馈。当然，言行可能提示或暗示态度问题，应该引起重视，但这需要教师靠自己的观察感知其中的内涵。

　　反馈应该从询问学生的自我评价开始。理想上，学生的判断都应该是准确的，也许有些会过度自我批评。如果学生的表现不令人满意，老师应该试着找出原因，并最好帮学生制定一个改正的计划。反馈时不要用批判性的语言，把重点放在具体观察到的行为上，就事论事，不要上纲上线。反馈应当包括给学生一个现实可行的行动计划，帮助他们接近目标。反馈的时间要与观察的时间尽可能接近，而且反馈要经常进行。

　　观察与反馈需要时间，同样需要在正确的时间和正确的地点进行。走廊显然不是反馈的合适地点，应该把反馈预约到会议室进行。老师在学生身边的时间越多意味着他们可获得更多的教学时间。老师要花时间倾听学生的疑虑，了解他们在临床上遇到的问题，必要时一起复习病历。大学教授在下课后会留在教室里回答学生的问题，会留出时间帮助学生复习。临床教师也一样，他们不仅是出现在新病人查房、主治医生查房、门诊前的讨论会上，还需要抽出更多的时间帮助学生，比如和学生一起写病历、主治查房后稍作停留让学生有机会提问、团队一同吃顿饭和学生有更亲密接触。这些都让学生有机会接近老师，就自己感兴趣的话题和老师讨论。当然这种接近并不等于随叫随到。学生要知道在他们需要的时候会得到老师的关注，他们的要求会被鼓励并热情应答。如果有太多的问题，老师看一眼表，下意识地传递一种信息，表示再有问题可能就不受欢迎了。优秀的老师说话的语调，还有肢体语言，所有这些语言和非语言的信号都传递一个同样的信息：如果你们需要我就会在这里。

## ❖ 经验 6：示范并以身作则

篮球教练教年轻队员怎么投球时不会只说不练，他们会拿一个球走进场中，正确摆放好身体、手、手臂的位置，然后做一个投篮的动作把球投进篮筐。他们可能一直在解释做什么、为什么这样做，示范虽然看起来不那么重要，但其实它和言语描述同等重要。为什么一个临床教练不那么做呢？最好的临床教师不但要告诉他们的学生该做什么，还会做给他们看。示范的作用并不只在体格检查，还包括了临床实践的所有技能，从病历汇报到病史采集、患者教育、咨询，甚至还有写病程记录和出院小结。如果学生在汇报病历的时候对归纳数据感到困难，一个好老师就会告诉她怎么做才能取得进步。一个更好的老师下一步会给学生示范怎么汇报这些数据。再出色一点的老师一开始就会问学生在哪里感到有困难，就具体问题进行有针对性的示范（或学生没有理解困难的实质，老师予以发现并指出）。示范可以通过角色扮演来进行，学生之间的一对一互相练习，也可以在真实患者身上练习。总之，示范是至关重要的。

和实习医生一起去请会诊或与家属谈话、带上住院医生和放射科医生一同看片子，这些都是临床教学活动，作为临床教师，可以和学生一同分享这些活动，从中学生可以观察，如果愿意的话还可以展示一下他们的观点、技术和技能。学生有时不知道在临床何时何地能收获更大，这时上述的分享活动显得尤其重要。在这种情况下特别注意老师要和学生成为同一战壕内的战友。学生会十分感谢老师的这些努力，师生间联系的纽带会进一步加强。

在本丛书之《医学院的导师制》一书中，特别详细阐述了临床教师应该在各个方面成为学生的榜样。这一点有时候并不容易做到，但这是真理。如何与患者、同事、护士相处，在临床，员工的一举一动都被学生看在眼里。优秀的教师会充分利用这一点，有意识地让员工知道他们在被观察被学习。同时意识到自身的榜样作用，优秀的教师会注意自己的行为，有目的地为学生展示正确的临床技能或技巧。比如进一步询问病史，不仅能挖掘出有用的临床信息，还能告诉学生什么信息是重要的，怎样才能获得。与其给住院医生解释如何评估患者的依从性，不如像一个好老师那样，当看到学生不擅长于此时，直接在学生面前示范如何评估。

临床这个舞台给老师大量树立行为榜样的机会。老师可以把重点放在病史采集和体格检查，也可以重在态度和行为。好老师不仅在知识与技能上成为典范，在行为和态度上更是楷模，让跟随他的学生受益终生。学生在患者床旁汇报病例给主治医生很多机会去示范病史采集和体格检查。毫无疑问，学生会遇到各种具有挑战性的沟通问题，例如，如何告知坏消息和患者教育等，一个好老师会利用这种时机，和学生一同设计这次谈话，然后权衡是自己示范还是观察学生谈话。

示范的时候要提醒学生注意，这样学生就会关注动作与语言的细节，另外他们没有留心的部分可以在后续的讨论中进一步解释。示范后的讲解是最后一个环节。如果遇到让人激动难忘的场景，后续的讲解中讨论一下这样的场景给患者和学生带来的影响，这将对学生的职业发展十分重要。

## ❖ 经验 7：有条不紊，准备充分

所有的教学活动事先都要做好准备。如何控制一个病例讨论会的时间需要事先花时间准备，确定这个病例的教学重点和讨论层次。即便是被讨论过不下 30 次的常见教学话题，老师也需要做几分钟的准备，考虑一下现场，了解了学生的知识水平和兴趣所在后，如何及时收放讨论。经验不太丰富的老师可能需要更多的准备时间，但经验决不能代替计划。好老师对教学活动会有良好的组织安排，他们不会浪费学生的时间让他们自己去安排。医学是复杂的，简图、表格、公式等对学生深刻理解一个复杂的问题会很有帮助（具体例子见《医院教学》一书中的教学脚本）。好老师会事先做好准备，比如为了节省学生的时间在学生到来前就在黑板上画好简图或准备好印有图表的讲义；保证教学过程的流畅，确保中间不被打断。

充分的准备也包括为教学选择合适的工具。最常见的是年轻老师讲课都喜欢用的 PPT 幻灯。而一份最新的临床指南复印件、一系列准备好的问题、去血液科实验室的参观、用最简单的白板进行头脑风暴，这些都是很好的教学工具，可以调动学生的积极性，优化学习效果。好老师会根据不同的教学目的、学生的兴趣、自身的喜好和擅长来选择合适的工具方法。没有绝对最好的途径，在众多的方法中只要选择能达到最佳效果的就是最好的。

确实，优秀的老师常常有点"过度准备"。过度准备意味着有能力根据听众的需求游刃有余地变换表达方式。你准备得越充分，就越容易即兴发挥，也就是说，在不断变换讲课方向的同时又保持整体条理的清晰与连贯。例如，一个讨论会的讲者，在讲了 20 分钟事先准备好的内容之后，可能会回答听众的提问。由于已经"过度准备"，她可以从她准备的材料中选取与听众提出的问题最相关的部分来讲，讲解似乎是为她的现场听众量身定做的。称作"过度准备"也许有些用词不当，其实是精心准备。在实际操作中，优秀的老师会根据讲课可能出现的变化准备几套不同的方案，在现场根据听众的需求随时应用。对于经验不足的老师来说，精心准备的陷阱是对于事先准备好的结构太过执著，结果，他们不能对现场发生的变化做出灵活的应变。这称作"被教学计划绊倒"，是教学效果不佳的原因之一。但只要使用得当，过度准备可以增加讲课的灵活性并有助于讲者即兴发挥。

善于组织的老师会十分注意时间。学生总有无数的事等着他们去做，需要参加讨论会；一大堆病人等着要处理；许多病历还没来得及写；还要为即将到来的考试准备看书。所以一旦你的教学活动影响到了学生的下一项工作，他们会开始考虑以后的任务而无法把注意力集中到老师身上。优秀的教师善于掌握时间，知道什么时候、如何结束教学。虽然有一点即兴发挥是必需的，但准备充分的老师会平衡即兴发挥与时间掌控的关系。

### ❖ 经验 8：教学的即兴发挥

即兴发挥的概念已经在前几条经验里提到多次了，但这里还需要特别强调一下。即兴发挥可以有几种不同的形式，一种是指脱稿表演的天资，依赖于个人的知识储备、技能和清晰快速的思维。这类即兴发挥在上文描述过，准备充分的讨论会讲者根据听众的兴趣和知识水平，即兴发挥部分演讲内容。在讨论新病人或会诊时，学生也可以看到老师实时组织与讲授要点，这是他们采取的教学方法，比如行为榜样、示范、苏格拉底式讨论、小讲课等都是即兴发挥的一部分。即兴发挥的第二种形式是，当始料不及的情况发生时能从准备好的讲稿中脱离出来的能力。优秀的临床教师都是即兴发挥的行家，他们有很多诀窍帮助正确判断，为了达到教学的长期目标，什么时候需要脱离原定计划。不管是对于教授，还是演员、音乐家、球场四分卫，即兴发挥都是一种他们渴望得到的天赋。即兴表演可以像事先准备的一样出色。成功的即兴发挥需要丰富的学识和根据环境与观众的随机应变能力。这类即兴发挥的例子包括推迟原定的教学查房，去宽慰焦躁的患者或家属；当发现当天最合适教学的话题是糖尿病的管理时，果断放弃原定关于肾衰的讲解；当发现临终问题显得更突出时，彻底改变原来的教学话题，就临终关怀做一次开放性的讨论。

还有一种即兴发挥的形式是，临床教师处理相互矛盾的需求的能力，注意平衡患者与每个学生的不同需求。对于老师来说，这是一个永恒不变的挑战。例如病房查房时，同一时间至少有四种需求需要老师权衡优先等级：①确保患者得到高质量的诊疗（患者管理）；②就病例决定教学重点并实施教学活动（教学日程）；③监督小组讨论进展（团队合作）；④鼓励每个学生参与学习（帮助学生成长）。这就是老师需要即兴发挥的地方，根据优先级安排工作，当所有的需求都十分重要，且和不同领域的职责相关时，应当机立断做出决定。

### ❖ 经验 9：渴望从优秀到卓越

最后一条经验是优秀教师对工作的标准，渴望从优秀到卓越。优秀教师最重要的特征是他们努力要成为最好的老师，带给学生有用的东西。尽管对一些人来说好老师看起来像一种本能，但高水平的技巧绝不是凭运气能获得的。那些想要提高教学能力的老师使用不同的方法，为之付出了很多努力。这里很少提到教学需要的技巧，包括如何提问、如何授课、如何主持学习班或讨论等。这里传递的信息不是说这些技巧不重要，它们确实十分重要，对这些技巧的详尽描述见本丛书《临床教学方法》一书。这里要强调的是，这些技能需要创造性地利用。

没有天生的伟大老师。能力随时间而发展。有帮助学生的渴望，并在教学中获取成就感，这些都促使优秀的老师更努力地工作。他们会参加教师培训项目（见本书第四章），在工作中完善自己的技能。他们从失败与成功中吸取经验，并主动寻求反馈，不断反思，不断实践。伟大的教师从不回避尝试新方法，追求完美，将新观点与技能带到教学中并不断完善。教学工具并不排斥技术，而是在最佳时间和地点使用更个性化的策略。

## ❖ 结论：运用经验

学生是优秀教师行动的目击者。但是传授经验比分析具体行为更为复杂。优秀教师的态度是，学生和教学高于一切。他们取得成功是因为他们在寻求职业发展的道路中找到了和学生合作的方法。

学习是个人发现之旅，遇到一个好向导，能鼓励你走上正确的道路，帮你移除可见与不可见的障碍，让你走得更快更远。一个优秀的向导还能在旅途中指给我们看重要的景色，无论是显而易见的还是影影绰绰的，让旅途变得更加丰富。新教师需要接受的最重要的概念是，老师与学生的关系和教学技巧一样重要。如果你决定努力成为一名优秀教师，甚至是伟大的教师，为你的目标而努力奋斗吧，你和你的学生都会因此受益无穷。

（孟　婵译　黄晓明校）

## 参 考 文 献

1. **Hattie J.** Teachers make a difference: what is the research evidence? Paper presented at Australian Council for Educational Research, Distinguishing Expert Teachers from Novice and Experienced Teachers. October 2003. Accessed at www.acer.edu.au/documents/RC2003_Hattie_TeachersMakeADifference.pdf.
2. **Brookfield SD.** The Skillful Teacher. 2nd ed. San Francisco: Jossey-Bass; 2006.
3. **Bain K.** What the Best College Teachers Do. Cambridge, Massachusetts: Harvard Univ Pr; 2004.
4. **Mohanan KP.** Assessing quality of teaching in higher education. Centre for Development of Teaching & Learning. Accessed at www.cdtl.nus.edu.sg/publications/assess/who.htm.
5. **Irby DM.** Clinical teacher effectiveness in medicine. J Med Educ. 1978;53:808-15.
6. **Irby D, Rakestraw P.** Evaluating clinical teaching in medicine. J Med Educ. 1981;56: 181-6.
7. **Ramsey PG, Gillmore GM, Irby DM.** Evaluating clinical teaching in the medicine clerkship: relationship of instructor experience and training setting to ratings of teaching effectiveness. J Gen Intern Med. 1988;3:351-5.
8. **Ramsbottom-Lucier MT, Gillmore GM, Irby DM, Ramsey PG.** Evaluation of clinical teaching by general internal medicine faculty in outpatient and inpatient settings. Acad Med. 1994;69:152-4.
9. **Azer SA.** The qualities of a good teacher: how can they be acquired and sustained? J R Soc Med. 2005;98:67-9.
10. **Harden RM, Crosby J.** AMEE guide no 20: The good teacher is more than a lecturer— the twelve roles of the teacher. Medical Teacher. 2000;22:334-47.
11. **Ramani S, Leinster S.** AMEE guide no. 34: Teaching in the clinical environment. Medical Teacher. 2008;30:347-64.
12. **Sutkin G, Wagner E, Harris I, Schiffer R.** What makes a good clinical teacher in medicine? A review of the literature. Acad Med. 2008;83:452-66.
13. **Skeff KM, Stratos GA, eds.** Methods for Teaching Medicine. Philadelphia: ACP Pr; 2010.
14. **Wiese J, ed.** Teaching in the Hospital. Philadelphia: ACP Pr; 2010.
15. **Skeff KM, Stratos GA, Berman J, Bergen MR.** Improving clinical teaching. Evaluation of a national dissemination program. Arch Intern Med. 1992;152:1156-61.
16. **Alguire PC, DeWitt DE, Pinsky LE, Ferenchick GS.** Teaching in Your Office: A Guide to Instructing Medical Students and Residents. 2nd ed. Philadelphia: ACP Pr; 2008.
17. **Ende J.** Feedback in clinical medical education. JAMA. 1983;250:777-81.
18. **Humphrey H, ed.** Mentoring in Academic Medicine. Philadelphia: ACP Pr; 2010.
19. **Wright SM, Carrese JA.** Excellence in role modelling: insight and perspectives from the pros. CMAJ. 2002;167:638-43.
20. **Orlander JD, Gupta M, Fincke BG, Manning ME, Hershman W.** Co-teaching: a faculty development strategy. Med Educ. 2000;34:257-65.
21. **Pinsky LE, Irby DM.** "If at first you don't succeed": using failure to improve teaching. Acad Med. 1997;72:973-6; discussion 972.

# 第 4 章

## 成为更好的教师：从直觉到意图

Yvonne Steinert，PhD

　　狂热、希望、怀疑、恐惧、狂喜、疲惫、同袍之谊、孤独、虽败犹荣、虚无的胜利以及凌驾惊奇与犹疑的之上的信心——如何能够用一个词或一个短语抓住教学的精髓？实际上教学经常是一个光荣且混乱的旅程，充斥着惊奇、震惊和风险。

斯蒂芬·布鲁克菲尔德（Stephen D. Brookfield）

**要点**

- 成为更好的教师之路是复杂的，需要在个人和团队的努力下使用多种方法实现。
- 从经验中学习教学，包括在做中学、观察别人以及听取同事和学生的反馈。
- 自我意识、批判分析和发展新的视点是反思性实践的基础。
- 成为教学社团的一员、重视在工作中学习是成为好教师的重要步骤。
- 教师培训是一种社会实践，可包括多种形式如研讨会、进修和纵向的培训项目以及高级学位项目。
- 成为更好的教师需要改变教学方式、信仰和态度，这一切都是根植于内心的激情和教学所带来的回报。

本书的开篇已经阐明了教学所能获得的回报、教学的理论框架、如何提高教学能力以及描述了教学大师们的经验所谈。本章将在此基础之上阐明怎样才能成为更好的教师。

首先，我们需要理解什么叫"更好"，或者更确切地说，什么是成为更好教师之路。很多教育学家都阐述过这个问题，认为成为更好的教师意味着改变教学行为，用更有效的教学方法去替换既往不好的方法。为更清楚地阐述这个问题，这里的"更好"是指成为更有效的教师和不断改进教学方式。而且，成为"更好的教师"意味着为使学生能学到更多而改变自身的行为、信仰和态度。

需要哪些必备条件呢？首先，我们需要认同成为更好的教师是一个过程，没人能够在一夜成功，这是一项艰苦的工作。而且，这个过程源于个人有愿望，发自内心地想要教学并不断改进。正如一个经验丰富的教师曾言："这始于想要成为一个更好的老师的意向，内心的动力和意志至关重要，因此必须培育你的兴趣和热情。"

此外，准确的自我评价和掌握有效教学的知识也非常重要。那么，什么是教学的核心能力呢？需要掌握何种教学技巧？教学大师们都是怎么做的？

面对这些问题，本章我们先简要描述教学的核心能力和教学原则，然后介绍如何成为一个能够自省的教师，能从一个"精明"的学生角度观察自己的教学行为。需要明确自己所期望达到的目标。需要掌握何种能力？会面对何种挑战？在多长时间内要克服何种困难？这些问题可帮助我们开始自我发展的过程。继而将讨论正式和非正式的教师培训，包括如何制定师资个人发展规划。任何过程总是处于螺旋式上升的状态——尝试，学习，再尝试，因此，本章将从这个过程的起始端开始讨论，讨论教学的乐趣，在自我完善过程中所体会到的喜悦之情。

## ❖ 核心能力和教学原则

在第三章中杰·奥兰德（Jay D. Orlander）和格雷姆·芬克（B. Graeme Fincke）详述了优秀教师的很多特点。艾尔比（Irby）也曾提到了学生们喜欢有以下特点的教师：热情、积极教学、师生和医患关系融洽、有时间教学、易于接近、临床能力强、并且是某领域的专家。在他的文章中，提到了几种重要的教学技巧，包括建立积极的学习氛围，制定清晰明确的教学目标和期望，提供及时和相关的信息，有效使用提问的技巧和其他有益的方法，恰当的行为榜样，建设性的反馈系统和紧扣教学目的的评估系统。即使有多种方式定义教学能力，但是我们建议选择最适合自己的方式，并且据此做自我评价、自我发展和职业规划。

教师们经常质疑他们在教学中的角色。哈登（Harden）和克罗斯比（Crosby）在一个有趣的研究中罗列了教师的六种角色：信息提供者，榜样，推进者，评估者，计划者和资源拓展者（8）。作者认为每种角色都要求教师同时具备临床技能和教学经验，并且和学生做不同层次的接触。赫斯基（Hesketh）及其同事在此框架下定义了"优秀"临床教师的能力，包括医生要能够做什么样的教学（比如开展大班或者小组教学），怎样开展教学（比如对教学理念有所了解并且有积极的教学态度），以及具备教师的职业化形象（比如在教学团体中的角色地位，参与职业发展）。表 4-1 总结了这些核心能力，能够帮助大家进行自我评估。

表 4-1　教师的核心能力

**教学任务：知识技术能力（"做正确的事情"）**

作为临床教师的医生能做：

1. 大课或小组教学
2. 在临床工作中教学
3. 促进和管理学习
4. 计划性学习
5. 善于利用学习资源，并能寻找更多的资源
6. 评估受训者
7. 评估课程，进行教学科研

**教学方法：智力、情感、分析和创造性能力（"用正确的方法做事"）**

医生怎样教学：

　8. 智商：理解教学的原则（包括教学方式、远程教学、教学原则的演变）

　9. 情商：有适当的态度、伦理观和法律观（包括热情、共情和兴趣及尊敬）

　10. 分析能力和创造性：有适当的决策技巧和循证教学（教学优先，并擅用循证医学作为教学的基础）

职业精神：个人能力（"正确的人做事"）

　11. 在医院和大学中教师和受培训者的角色（包括理解教学责任；平衡医疗、教学和科研的角色）

　12. 在教学中发展自我（包括反省自我的优势和劣势；不断吸取新的教与学的技能）

改编自：Hesketh E，Bagnall G，Buckley E，Friedman M，Goodall E，Harden R，et al. A framework for developing excellence as a clinical educator. Med Educ. 2001，35：555-64。

　　有经验的临床教师除了教学策略之外还经常会了解教与学的一般概念。他们经常拥有具体行为、策略和教学技巧的一般性知识，但是甚少能够深刻理解背后的理论、原则和教与学的过程中的概念。这些知识常被认为是"隐性知识"，很少有教师能够清楚地说出他们对这些核心知识和原则的理解。麦克劳德（McLeod）及其同事认为教学概念和原则对临床教师非常重要，如果临床教师理解的话，能加快他们"教学的力度和成功"。这些概念可以分为四个主要类别：课程，包括目的和目标的设定、课程结构和设计；成人学习方式，包含学习的动机、转化、学习的自我调整和成人学习理论；协助成人学习，需要因人施教、运用行为榜样和解决学习中遇到的问题；评估，包括总结性评估和形成性评估、标准和规范的引入以及绩效评估。掌握教学的原则会让教师对教学更为敏锐，使教学成为有机整体并更有效率，所以有成为更好教师意愿的临床人员应该更深入地了解相关知识。

## ❖ 成为更好的教师的途径

　　如图 4-1 所示，成为更好的教师的途径可分为两个维度：非正式和正式的学习、个体和团队背景。一方面是教师在他们查房的时候体现出他/她对诊疗过程的思考和对策。这种方式是非正式且个体化的，但如果能够了解个人如何从经验中学习或者利用一些工具，就会极大程度地增强这种学习方式的效率（详见后文）。另外一方面是教师参加正式的教师培训项目，与同事一起，遵从一定的课程，实现特定的学习目的，这是正式且基于团队的学习。当然如果课程基于清晰的标准精心选择，这种方式会很有效率。图 4-1 的中心部分是导师制度——这是因为成为更好的教师的任何一种途径都会受益于一个优秀导师的支持和督促。

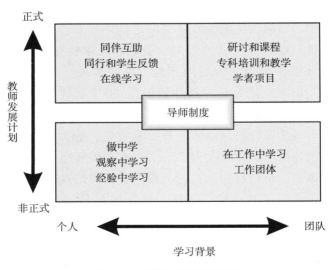

图 4-1　如何成就更好的教师

## ❖ 从经验中学习（教学）：实践，观察，反馈

临床教师经常认为因为"职业本身的责任"和"随时学习"的特点使他们成为内行。这是从经验中学习的最佳范例——不管教学是在教室或者床旁，是在住院部还是在门诊。从经验中学习（教学）可分为三个部分：从实践中学习，从观察中学习，从同行和学生的反馈中学习。在反思中学习将在下个部分讨论。

### 从实践中学习

在第一章中我们已经详细描述了科尔布（Kolb）和弗赖伊（Fry）提出的学习的过程（图 1-2）。在这个模型中，学习被划分为四阶段循环：实践经验是观察和反思的基础；观察结果逐渐汇总成为个人的理论，这些理论会衍生出一些新的行为；这些步骤会影响下一次新的经验的获得和掌握。科尔布和弗赖伊认为所有的学习者（包括那些正在"学习"如何教学的人）都需要体验循环中的每一个步骤。也就是说，他们需要有在不同环境下学习的能力（无论是在教室还是在临床），去观察和反思他们所学到的东西，去发展他们自己的理论和理解世界，去实践以便于更好地学习。从实践中学习也是成人学习的重要组成部分，其关键是相关性、经验性和实用性。很多时候，专注于你所学习的东西和如何拓展你的经验，会非常有用。

### 从观察中学习

虽然在医学领域我们经常讨论从实践中学习，但其实从观察中学习也是成为一个好教师的重要手段。观察可十分随意（自发的）或有组织的（有意的），无论是哪种，教师都能够从同事的示范中学到很多东西。有趣的是，虽然行为榜样在医学生和住院医生的临床教学中常常被提及，但这种很有效的教学手段并没有在教师培训中被描述。教师可以主动地、有意识地寻找榜样，观察他们，向他们学习。此外，教师也会被榜样影响，在工作中不自觉地采用观察到的方法。教师在观察、反思和吸收中将他们下意识地从榜样身上学到的东西转变

成有意识的行动，从思维层面转变到行为层面，最后升华成策略并且改变行为。不管通过哪种方式，教师可以同事为榜样，通过观察他们，学习到很多东西。

### 从同事和学生的反馈中学习

通过同事反馈和学生评估可以加强从经验中学习的效果。遗憾的是很多人不愿意从同事那里听取反馈。其实如果能够请求一位同事在某次教学活动中观察你，并且提供反馈意见，将对你非常有益。如果有组织地进行这样的同行反馈效果会更好。表 4-2 是一个提供给同事的反馈表格。此外，如果能够和同事一起坐下来，讨论一些棘手的问题，从中获得一些非正式的他人意见也很有价值。征求学生和住院医生的反馈同样会有益。实际上，几个简单的问题就可以启动一场很有用的讨论。比如你学到了什么？对你有帮助吗？有什么方法能让这次教学对你帮助更大？遗憾的是，像这样的反馈并不是常规。但是，要想成为更好的教师，主动地请求别人观察自己和寻求建议是必不可少的。学生的评估同样重要，教师们可能被这些评估结果吓一跳，也会因此而失去自我改进的机会。不管怎样，以感激的态度去征求学生和住院医生的评价能够提供有价值的信息，尤其是带着以下的问题去思考他们的评价：不同的评估有类似的结果吗？我自认为做得如何？有什么方法可以做得更好？我怎样利用这次机会去了解自己和自己的教学？

表 4-2　教学活动同行评议项目列表

| 评估项目 | 未做 | 已做 | 做得好 |
|---|---|---|---|
| 教学布局 | | | |
| 教学计划 | | | |
| 情况介绍 | | | |
| 明确教学目标 | | | |
| 执行教学 | | | |

续　表

| 评估项目 | 未做 | 已做 | 做得好 |
|---|---|---|---|
| 有效提问 | | | |
| 提供相关信息 | | | |
| 总结信息 | | | |
| 适当示范 | | | |
| 允许学生实践 | | | |
| 观察学生/住院医生 | | | |
| 随时反馈 | | | |
| 患者参与 | | | |
| 学生/住院医生参与 | | | |
| 评估和总结 | | | |
| 教学结语 | | | |
| 评估此次教学 | | | |

摘自："有效的临床教学"（Effective Clinical Teaching），麦吉尔大学师资培训研讨会。经许可。

## ❖ 成为一名严格的自省型教师

布鲁克菲尔德（Brookfield）曾经说过："当我们确定并且审视我们日常工作背后的设想，就开始了严格的自省的过程。认识这些设想正确与否最有效的方式是从不同的角度去观察我们的所思所行，这是自省的核心。"临床教师这样表述自省的过程："我们要做的不仅仅是简单的教学——我们需要反省我们的教学，和同事讨论，并且努力去分析和去改进。"

舍恩（Schön）曾详述过反思在职业生涯中的重要性。他特别提到了两种反思方式：行动中反思，指自发性反思行为（实时反思）；行动后反思，指在事情结束之后反思。前者多数是在潜意识层面进行的，是当事者模糊意识到"什么事不对"时触发的。这种反思有助于教师重新梳理经验，更重视教学背景。行动后反思在重温场景和内心记忆以及外部资源之间建立桥梁。根据医学实践的特点，反思能力的演变是从"行动中反思"到"行动后反思"再到"为行动而反思"——即在反思中设立下一步改进计划。拉赫曼（Lachman）和鲍琳娜（Pawlina）观察到反思对于教学的积极意义："基于批判性思维的反思过程，可以帮助教师将理论融入日常教学；促进在经验中学习；增强在复杂情况下批判性思维和判断的能力；鼓励以学生为中心的学习。"

既然反思在职业发展中如此重要，那么教师如何能提高这种能力呢？这因人因情况而异。有些时候，时常记录教学中的疑难问题，往往能够启动分析和反思的过程；另一些时候，非正式的"自我留言"也很有帮助。表 4-3 中的内容也有助于帮助在教学之后的反思。有些教师愿意边看这些问题边反思，另一些人更喜欢仔细写下这些问题的答案，在下一次教学之前再审阅一遍这些答案。另外，自己或和同事和导师一起看自己的教学录像，也是一种很好的反思方式。

教师如何反思自己的教学活动是一个非常个性化的过程。不管用什么辅助手段或者方法，反思都是一个非常有效的评估和改进教学的方式。此外，回答一系列重要问题，可以帮助教师把复杂的教学过程分解成可理解的部分，去整合教学目的、行为和教学结果，验证个人假设，鼓励"实践性教学"和开拓新的教学方式，检验某种特定教学方式的效果，并且增强有意识的教学。

**表 4-3　个人教学评议项目列表**

**思考你的临床教学活动**

1. 我做得如何？有无别的方法可行？

2. 此次教学中我要达到的目的是什么（改变知识、态度和技巧）？我如何与学生沟通这些目的？

3. 我使用了什么方法（提问、病例报告、一对一教学和示范）？

4. 我在允许住院医生/学生的自主性方面做得如何？

5. 我如何提供反馈？

6. 我有机会去评估住院医生/学生吗？我的评估是基于什么（如病例报告，观察）？

7. 我遇到了什么问题，我该如何解决它们？

8. 从此次教学中我学到了什么？下一次的改进计划是什么？

摘自：Steinert Y. Staff development for clinical teachers. Clin Teach. 2005；2：104-10. 经许可。

　　*这张表格可以用于一次或一天教学之后。它有助于记录你的思考内容以便于下一次教学前回顾。

## ❖ 成为教学社团的成员

　　帕尔默（Palmer）强调教与学需要团队。很多临床教师意识到能和志向相同、心有默契的同行分享观点、彼此支持才能够达到卓越。如同一位同事所言："如果你能融入团体，团队会回报你良多。如果你开始分享一些经验，你将于有相同兴趣的人融为一体，你所获得的就远远不止于经验了。它让你能够从教学的角度看事物，仿佛为你戴上了一幅教学'眼镜'，就像你带上诊断或治疗的'眼镜'去看待患者。这是一种不同的思考方式，不同的看待问题的方法。"

### 评判和寻找团队

　　巴拉布（Barab）及其同事这样定义团队行为："坚韧、持久、分享和搭建不同知识领域的个人交往平台，对一些实践行为和/或团队成长方面有共同的信念、价值、传承和经验。"成为教学团队的一员，是成为更好的教师必不可少的一步。

　　拉夫（Lave）和温格（Wenger），即在第一章中参与学习概念的提出者，认为团队成功取决于以下五点：团队有共同的目标，能够使用知识去实现目标，团队内部成员的关系，团队与其外部环境之间的关系和团队工作与价值的关系。团队需分享共同的资源（包括语言、故事和行为）。作为一名临床教师，很重要的是要珍视你所在的团队（庆幸有这样的团队、成员和资源），或者寻找团队、创建网络、制造交流和相互支持的机会并保持团队关系，欢迎一名新成员加入团队的意义也不容低估。

**以工作为基础的学习**

工作中学习的定义是为工作而学习、在工作中学习以及从工作中学习，该过程与团队密切相关。以工作为基础的学习对于临床教师来讲非常重要，"在工作中学习"往往是教学和教育的第一步。实际上，教师在每天的工作中，在进行临床、科研和教学的过程中，在和同事、学生打交道的过程中，学习是无处不在的。因此把每天的工作都看成"学习经历"，并且和同事和学生在工作场景中一起反思是非常有益的。此外，通过在临床中学习和发现学习机会，教师能获得新的知识和发现并解决教学中的问题。

当然，教学是一种社会行为，教师需要有外部环境的鼓励和支持。这意味着什么？教师需要被承认，需要感觉受到重视并获得，需要鼓励尝试新的方法和行为，而且外部环境应鼓励教师谈论他们的教学行为。就像一位年轻的同事曾说过："教学不应该是一个秘密行为"。医学院应该创造环境，鼓励有效教学，鼓励反馈和监督，鼓励有创新性的教学行为，帮助教师寻找到在教学、临床和科研之间的平衡，而且倡导优质教学是团队行为。

**导师制度**

一位同事曾讲述过自己的亲身经历，在做住院医生时，她找了一位她尊敬的导师。在与这位医生合作时，她体会到了教学的乐趣，并且决定把教学当作她职业生涯的一部分。开始带教医学生，后来是住院医生，随着教的学生越来越多，她越来越觉得有乐趣。另外，她觉得随着时间的推移，她也逐渐能够做到"从直觉到意图"。

导师制度是提升医学教育者社会化和发展的常用策略，非常有价值, 但是在职业发展中应用并不广泛。导师可以在各个方面为医生提供指导、指明方向、表达支持或提供专家意见。他们也可以帮助教师理解组织构架及文化, 介绍他们加入有价值的专业网络。对于有愿望进步的教师, 导师制度意味着什么呢? 意味着这些教师明了自己的需求, 并且能够主动积极地寻找导师 (可能为了不同的目的需要有不同的导师)。

## ❖ 参加教师培训

教师培训, 指医学院在更新或者协助教师的多重角色中采取的一系列活动, 对于教师的成长至为重要。在很多机构, 医学院和教师有专门的培训计划, 提高他们在教学、科研和行政方面的知识和技巧, 以适应他们的不同角色。从另一个角度来讲, 教师培训计划的目的是培训教师获得与他们职位相当的工作技巧并保持他们的活力, 以适应现在和未来的需要。在本章讨论中, 教师培训是指教师采取各种方法 (正式或非正式) 致力于提高他们的教学技巧, 本章不会讨论教师作为研究者、行政人员或管理者的培训计划。

教师培训主要致力于提高教师对各层次的教学水平 (例如本科、研究生和继续教育)。这些活动多数是由医院、医学院、各个科室或大学的各种学术中心、国家或者国际专业组织或者是由提供商组织的。

教师培训以增进教学效果为目的, 使临床人员有更多的知识和技巧去教学, 也可强化、改变对教学的态度和看法, 提供理论框架去替代直觉感受, 使临床人员能够结识致力于改进教学的教育者。正如一个临床教师所言:"参加教师培训让我有了团队概念, 有了自我激励, 并能够校正目前的行为和信念。"

### 常见教师培训项目的目标和内容是什么?

目前, 多数教师培训项目重点在于提高教学水平。也就是说, 它们致力于提高教师在临床教学、小组教学、反馈和评估方面的技巧。许多项目也强调一些核心能力 (比如对交流技能的教学与评估, 职业精神的教育和在教与学中使用辅助工具)。目前对于教师在个人临床职业发展、教学领导力、学术和组织发展和改变方面关注不多。临床教师应该选择适合自己的教师培训项目。框 4-1 列举了常见的旨在提高教学有效性的教师培训项目内容。

**框 4-1 常见的教师培训项目内容**

> 如何在时间紧张的时候进行教学
> 行胜于言：提高教学的互动性
> 学习不是观赏性运动：有效的小组教学
> 高级临床教学技巧
> 在门诊教学
> 教授技能和操作技巧
> 提供反馈：喜欢这样的教学吗？
> 评估学生：事实还是后果？
> PowerPoint 的艺术
> "问题"学生：是谁的问题？
> 教授和评估职业精神

摘自：Steinert Y. Staff development for clinical teachers. Clin Teach. 2005；2：104-10。经许可。

威尔克森（Wilkerson）和艾尔比（Irby）指出全面的教师培训计划应该包括个人和学院发展。在个人层面，此种项目应该强调教与学的态度和信念；传播教学理论和教学设计的知识，发展在教学、课程设计和教学领导力方面的技巧。在学院层面，它要创造团队学习的机会，赋予教师权力，奖励优秀和有创新的教学实践，并且解决那些有可能妨碍教学的系统性问题。

### 常见教师培训项目的形式？

最常见的形式包括学习班、研讨会和短时课程；进修项目和高级学位项目；纵向的培训项目。

*学习班、小组讨论研讨会、讲座和短时课程*

学习班和研讨会很受欢迎，因为它灵活，能够促进主动学习。教师尤其欣赏这种方式，其中包括互动式讲座，小组讨论和练习，角色扮演和模拟练习以及体验式学习等。学习班和研讨会经常用来提高技巧（比如讲座或者小组教学技巧）、备课（比如以问题为基础的学习）或者帮助教师适应新的教学氛围（比如在门诊教学）。另外，在领导力、课程设计和创新方面的讨论会可以帮助教师适应领导角色。而在研究方法、写作方面的短时课程可以帮助教师在教学学术方面有所发展。

*进修项目和高级学位项目*

进修项目和某些证书课程的长短、要点和形式均不相同，现在这样的项目变得越来越受欢迎。在英国，大多数大学的教师都被要求要获得大学教学的认证证书，很多医学院也提供高级教育培训的进修课程。医学教育学位项目也逐渐受到欢迎。这些项目对于那些对课程设置、项目评估和教学领导力感兴趣的人尤为适用。尽管在北美教学方面的高级课程还不是常规，现在已经有些进修项目和高级课程给那些感兴趣的人提供奖学金和职业发展的机会。

*纵向的培训项目*

整合的、纵向的培训项目是进修项目和学位项目的一个补充。这些项目包括一些大学课程、每月定期的研讨、独立的科研项目和参与一些教师培训项目，教师可以花 10% ~ 20% 的时间，在 1 ~ 2 年内完成。整合的纵向项目，比如教学学者项目，让教师能够在工作和教学的同时增进知识、技能和学术水平。这些项目也鼓励在医学教育方面的教学领导力培养和学术发展。很多项目也帮助学术和职业发展，鼓励新知识的传播以便于将来能够用于临床教学。

*同行督导*

同行督导，也称为共同教学，对临床教师尤其有吸引力，因为这种活动发生在工作之中，促进自学和合作。同行督导模式的要点在于：设立学习目标（比如提高某种教学技巧）；同行仔细观察教学过程；提供反馈、分析和支持。同行督导也让教师在共同教学中互相学习，培育教师的职业发展。表 4-2 也可用于同行督导。

*自学*

斯宾塞（Spencer）和乔丹（Jordan）曾说过自学是最适合医生的学习方式，因为他们需要终生学习，需要满足患者的变化需求。虽然自学在继续教育中应用广泛，但是在教师培训的相关文献中却描述不多。毋庸置疑，自学中也需要反省、向同事和同行咨询、自我评估和导读。实际上，临床教师可获得大量医学教科书、期刊、网络和学会组织的支持，这些资源更进一步促进自学效果。

在线学习

计算机辅助软件和在线学习与自学的积极性密不可分。用于教师培训的时间有限，而技术革命带来的互动式学习方法唾手可得，只要我们不忽略工作这个重要背景，网络学习带来无数可能性。在线学习能够让每个人有需求有目的地学习并且可以分享教学资源。

## 如果评估教师工作的效率？

2006 年，作为医学教育的最佳证据（BEME）的一部分，国际性医学教育学者组织系统回顾了教师培训的文献，以确定教师培训项目在临床教学有效性方面的影响。综述发现大多数教师培训都将目标锁定在临床医生的行为，这些培训包括学习班、系列研讨会、短时课程，纵向的培训项目和其他手段（例如同行督导，增加反馈和实地考察）。这篇文章回顾了 53 篇综述性文章，包括 6 个随机对照研究和 47 个类实验研究，其中 31 个使用了考试前与考试后对比的设计。该综述得出以下结论：

- 教师培训项目有很高的满意度
- 能够改变对教学和教师培训的态度
- 可获得知识和技能
- 可改变教学行为

概括地说，参加者对于教师培训项目很满意。教师一致认为这些项目易接受，有用，且与他们学习目标相关。他们也喜欢这些项目所采取的方法，尤其是那些与实践和技能相关的方法。此外，参加了这些活动后，教师对于教师培训和教学有了更积极的态度，他们认识到自己的优势和弱点，内心更有动力和热情去教学，而且对于职业生涯更有欣喜之感。参与者获得了更多的教育理论和策略的知识，在教学技巧上也有长进。经过正规测试表明，参与者获益显著，对教学行为自我评价的变化也与测试结果相一致。学生们的评估与参加者的感受有些不同，但是学生们还是感受到了教学行为的改变。

BEME 综述还发现有效的教师培训活动有如下重要特点：

- 体验式学习——学以致用非常重要。

- 提供反馈——尤其在练习新的技能之后。

- 和谐的同行和同事关系——包括以同行为榜样，相互交流信息和想法，相互支持和改进。

- 设计良好的干预手段——依据教学原则制定。

- 使用多种方法去达到预定目的——包括在某一种干预中使用多种方法去适应学习方式和偏好。

### 如何制定个人教师职业发展计划？

参加教师培训，不管是正式还是非正式的，都意味着相当大的时间和精力的投入。因此十分需要的一点是，确定该项目与你的需求密切相关，具有实际价值或者教育意义。

*自学的循环*

自学是指个体主动学习的过程，可能需要或不需要别人的帮助，自己发现学习需求、制定学习目标、找到相关的人员和资料、选择和实施合适的学习策略、评估学习结果。图 4-2 概括了该过程。遵循这些步骤并回答下面问题，会对你个人的教师职业发展非常有利：你想解决什么问题/需要？何种动力促使你去解决这个问题？有什么资源可以利用吗？该领域的新知识会怎样增强你的实践或者扩大你的领域？

*确定需求*

继续教育的文献表明在如下三种情况下学习最有可能改变实践，即学习前先评估参与者的个人需求、教育与实践相结合、有内心驱动力去学习（42）。教师应该根据学生、同事、导师、教学咨询和行政部门的反馈，反思之后确定自己的需求。如前所述，赫斯基及其同事描述了优秀教育者应该具备的核心素质。使用这张表格（表4-1）或其他类似表格（表 4-2 和 4-3）有助于识别优势和劣势。诺里斯认为"成人学习者一定要知道自己对新信息的需求，才能更有效地学习"，知道你的需要是第一步，你可以使用多种方法去确定自己的需求。

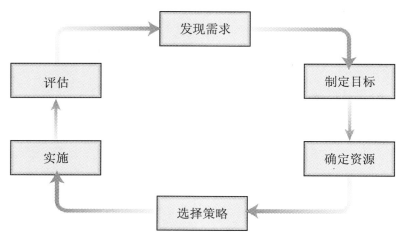

图 4-2 自学的循环模式。摘自：Steinert Y. Staff development for clinical teachers. Clin Teach. 2005；2：104-10。经许可。

**优秀的教师培训项目的特点**

前文已经描述了有效的教师培训项目的特点。教师应该事先知道学习的预期结果是什么，这个活动或项目能不能满足他们的需求。此外，项目/活动应该符合成人学习原则（比如适应参加者不同的学习方式、自主性和可能的阻力），并且认同成人学习会改变态度和技巧。应该使用不同的教学方法和策略，多数成人希望从既往的经历中学习。众所周知，医生最佳的学习方式为"做中学"，因此应该时刻提倡体验式学习和反思。相关性和实践性也非常重要，如果想要项目成功，就必须要与工作和专业相关。理论和实践的整合也非常重要，如果可能，学习应该互动参与性强，以既往经验为基础，要以参与者以前的学习经历和经验作为学习的起点。继续教育文献指出医生们的很多学习都是与他们的工作相关的，而且必须与工作整合。这同样适用于教师培训项目。

## ❖ 追逐教学的乐趣

成为一个更好的教师根植于临床教师内心的热情和自我提高的无限乐趣之中。没有对教学和改进最深刻的渴望（动力），任何一个教师都不可能投入大量的时间和精力去增加改进教学所需要的知识、态度和技巧。临床教师经常会说他们的成就感来自看到学生和住院医生的成长和成熟，而且这些人"成为医生"的过程同样对教师也有所影响。布鲁克菲尔德说过"我们通过教学而改变世界"。不管动力来自哪里，你需要追逐你的热爱和享受教学的乐趣，发展你的技巧，在下一代的医生的成长中贡献力量。

教学是一个复杂和需要付出的过程。成为更好的教师包括改变教学行为、信念和态度，而最终改变学生的学习。教学包括不同的过程和策略，没有一个公式适用于所有人。此外，改变需要时间，结果就是收获良多的过程和成就完美工作的满足感。

（林　雪译　黄晓明校）

## 参 考 文 献

1. **Brookfield S.** The Skillful Teacher: On Technique, Trust and Responsiveness in the Classroom. San Francisco: Jossey-Bass; 1990.
2. **Hativa N.** Becoming a better teacher: a case of changing the pedagogical knowledge and beliefs of law professors. Instructional Science. 2000;28:491-523.
3. **Steinert Y.** From teacher to medical educator: the spectrum of medical education. Report prepared for the Centre for Medical Education, McGill University; 2008.
4. **Irby DM.** What clinical teachers in medicine need to know. Acad Med. 1994;69:333-42.
5. **Copeland HL, Hewson MG.** Developing and testing an instrument to measure the effectiveness of clinical teaching in an academic medical center. Acad Med. 2000;75:161-6.
6. **Hesketh EA, Bagnall G, Buckley EG, Friedman M, Goodall E, Harden RM, et al.** A framework for developing excellence as a clinical educator. Med Educ. 2001;35:555-64.
7. **Molenaar WM, Zanting A, van Beukelen P, de Grave W, Baane JA, Bustraan JA, et al.** A framework of teaching competencies across the medical education continuum. Med Teach. 2009;31:390-6.
8. **Harden RM, Crosby J.** AMEE Guide No. 20: The good teacher is more than a lecturer—the twelve roles of the teacher. Med Teach. 2000;22:334-47.
9. **McLeod PJ, Steinert Y, Meagher T, McLeod A.** The ABCs of pedagogy for clinical teachers. Med Educ. 2003;37:638-44.

10. **McLeod PJ, Meagher T, Steinert Y, Schuwirth L, McLeod AH.** Clinical teachers' tacit knowledge of basic pedagogic principles. Med Teach. 2004;26:23-7.

11. **Kolb D, Fry R.** Towards an applied theory of experiential learning. In: Cooper C, ed. Theories of Group Processes. London: J Wiley; 1975:33-58.

12. **Boud D, Keogh R, Walker D.** Reflection: Turning Experience Into Learning. London: Kogan Page; 1985.

13. **Knowles MS.** The Modern Practice of Adult Education: From Pedagogy to Androgogy. New York: Cambridge Books; 1988.

14. **Steinert Y.** Developing medical educators: a journey, not a destination. In: Swanwick T, ed. Understanding Medical Education: Evidence, Theory and Practice. Chichester, United Kingdom: Wiley-Blackwell; 2010.

15. **Wright SM, Kern DE, Kolodner K, Howard DM, Brancati FL.** Attributes of excellent attending-physician role models. N Engl J Med. 1998;339:1986-93.

16. **Cruess SR, Cruess RL, Steinert Y.** Role modelling—making the most of a powerful teaching strategy. BMJ. 2008;336:718-21.

17. **Epstein RM, Cole DR, Gawinski BA, Piotrowski-Lee S, Ruddy NB.** How students learn from community-based preceptors. Arch Fam Med. 1998;7:149-54.

18. **Brookfield S.** Becoming a Critically Reflective Teacher. San Francisco: Jossey-Bass; 1995.

19. **Schön D.** The Reflective Practitioner: How Professionals Think in Action. New York: Basic Books; 1983.

20. **Hewson MG.** Reflection in clinical teaching: an analysis of reflection-on-action and its implications for staffing residents. Med Teach. 1991;13:227-31.

21. **Lachman N, Pawlina W.** Integrating professionalism in early medical education: the theory and application of reflective practice in the anatomy curriculum. Clin Anat. 2006;19:456-60.

22. **Palmer PJ.** The Courage to Teach. San Francisco: J Wiley; 1998.

23. **Barab SA, Barnett M, Squire K.** Developing an empirical account of a community of practice: characterizing the essential tensions. Journal of the Learning Sciences. 2002; 11:489-542.

24. **Lave J, Wenger E.** Situated Learning: Legitimate Peripheral Participation. Cambridge, MA: Cambridge Univ Pr; 1991.

25. **Wenger E.** Communities of Practice: Learning, Meaning and Identity. New York: Cambridge Univ Pr; 1999.

26. **Swanwick T.** See one, do one, then what? Faculty development in postgraduate medical education. Postgrad Med J. 2008;84:339-43.

27. **Boud D, Middleton H.** Learning from others at work: communities of practice and informal learning. Journal of Workplace Learning. 2003;15:194-202.

28. **Bligh J.** Mentoring: an invisible support network. Acad Med. 1999;33:2-3.

29. **Walker WO, Kelly PC, Hume RF.** Mentoring for the new millennium. Medical Education Online. 2002;7:15.

30. **Centra J.** Types of faculty development programs. Journal of Higher Education. 1978; 49:151-62.

31. **Bland C, Schmitz C, Stritter F, Henry R, Aluise J.** Successful Faculty in Academic Medicine: Essential Skills and How to Acquire Them. New York: Springer; 1990.

32. **Skeff KM, Stratos GA, Mygdal W, DeWitt TA, Manfred L, Quirk M, et al.** Faculty development. A resource for clinical teachers. J Gen Intern Med. 1997;12 Suppl 2:S56-63.

33. **Steinert Y, Mann K, Centeno A, Dolmans D, Spencer J, Gelula M, et al.** A systematic review of faculty development initiatives designed to improve teaching effectiveness in medical education: BEME Guide No. 8. Med Teach. 2006;28:497-526.

34. **Wilkerson L, Irby DM.** Strategies for improving teaching practices: a comprehensive approach to faculty development. Acad Med. 1998;73:387-96.
35. **Gruppen LD, Simpson D, Searle NS, Robins L, Irby DM, Mullan PB.** Educational fellowship programs: common themes and overarching issues. Acad Med. 2006;81:990-4.
36. **Cohen R, Murnaghan L, Collins J, Pratt D.** An update on master's degrees in medical education. Med Teach. 2005;27:686-92.
37. **Steinert Y, McLeod PJ.** From novice to informed educator: the teaching scholars program for educators in the health sciences. Acad Med. 2006;81:969-74.
38. **Steinert Y.** Staff development for clinical teachers. Clin Teach. 2005;2:104-10.
39. **Flynn SP, Bedinghaus J, Snyder C, Hekelman F.** Peer coaching in clinical teaching: a case report. Fam Med. 1994;26:569-70.
40. **Spencer JA, Jordan RK.** Learner centred approaches in medical education. BMJ. 1999;318:1280-3.
41. **Beasley BW, Kallail KJ, Walling AD, Davis N, Hudson L.** Maximizing the use of a Web-based teaching skills curriculum for community-based volunteer faculty. J Contin Educ Health Prof. 2001;21:158-61.
42. **Grant J.** Learning needs assessment: assessing the need. BMJ. 2002;324:156-9.

# 第 5 章

## 保持持久的知识储备：临床医生该如何获得临床知识、回答问题和获得终身学习的技巧

William Hersh，MD，FACP

**要点**

- 通过网络可从不同的数据库获得丰富的医学信息。
- 最常用的数据库是由国家医学图书馆提供的 MEDLINE，它通常由 PubMed 系统进入，提供医学文献的综合链接。
- 其他专业数据库包括临床指南和医学教育资源。
- 有些知识性数据库提供全文服务，包括文献和教科书全文，有些则需要注册才能获得。
- 从网络上也能获得其他的一些专业性资源，比如影像学资料、技术资料和循证医学资料等。
- 有些出版商把医学资源整合起来，使读者能够同时浏览多种资源，而且资源之间彼此有链接。
- 多数检索界面很简单，但是有些更精确的查询还需使用更高级的查询界面。
- 现代医学教育者为了自身提高的需求和学生的需求，不仅需要了解如何应用网上资源，还需要知道不同资源的适用范围。

仅仅是几十年前，医学信息还被认为是迷惑不清的。当时，如果一个人想成为这个新生领域的专业研究人员，常会受到以下质疑："为什么你要把信息放在电脑中，好医生难道不是应该把它们放在脑子里随时使用吗？"当然，在21世纪已经很少有人会这么说了。成为一名有效率的医生所需要了解的研究和知识成指数级增长，因此医生必须知道如何高效找到这些信息并且记住它们。所有的临床人员，尤其是那些教师，都需要掌握获得知识的技巧并且能够批判性地应用所获得的信息。作为教师所做的比这还要多，他们需要不断地更新知识，并且能够教给别人也这么做。

20世纪80年代，电子信息还不发达，大多数数据库都非常昂贵，只能通过图书管理员才能够接触到，所以这些信息很难获得。到了90年代，电子信息大幅度增加，主要集中在美国国立图书馆发起的PubMed中，通过PubMed，全世界都可以免费使用MEDLINE和其他数据库。最近十年，在线信息爆炸式增加，以致几乎全世界的医学文献和二次整理的资源，都可以在线获得。一般图书馆都会让这些资源对学术机构的注册员工免费，而在非学术环境中，有些期刊的获得途径仍不是免费的。

本章将先讨论哪些医学和生物医学的信息是可以获得的。我们的目的不是提供一个无限长的列表，而是提供一些具有代表性的数据源。接下来将讨论搜索技巧。最后将总结医生所需要的信息和适用于医学教育者的实际应用内容。更详细的可以参考相关教科书。

## ❖ 健康和生物医学信息分类

将电子信息分类会使检索变得更容易（框5-1）。必须承认，这些分类边界并不完全清晰，但至少分类有助于结构性地理解这些资源的类别。

第一种分类为类目内容。它主要含有数十年搜索系统的主干信息——文献索引数据库，也叫做类目数据库，它迄今为止仍旧是在线医学和生物学信息的关键资源。尽管目前整个科学出版企业都已经开始了在线服务，文献索引数据库仍旧作为搜索的起始点（尤其

是很多出版商想要把读者吸引到自己的资源来以收取费用）。第二
种更现代化的网络分类资源，包括网页目录（web catalogs）和网络
定制（feeds）。网页目录是指一个页面上集中了很多其他网站的链
接。网络定制是使用类似类目方式呈现的信息流，它用来通知使用
者某一网站或者数据库新增的信息。最后一种是专业注册
（specialized registry），这种资源除了它的内容比科学文献更广泛外，
与文献索引数据库很类似。

框 5-1　医学和生物医学信息分类

1. **类目内容**
   - 文献索引数据库
   - 搜索引擎和网络定制
   - 专业注册
2. **全文资源**
   - 期刊
   - 书籍和报告
   - 网络集合
   - 循证医学资源
3. **注释内容**
   - 影像
   - 视频
   - 引文
   - 分子生物学和"组学"领域
   - 其他
4. **集合**
   - 消费者
   - 专业人士
   - 知识体系
   - 数据库模型

　　第二种分类是全文资源。在线全文资源主要包括期刊、书籍和报
告等，这些资源都可以以电子书页的方式获得，还可以同时获得研究
论文的补充资料和教科书的多媒体资料。全文资源中还包括专业化的

教科书性质的循证医学证据。此外，还有网页合集。需要承认的是，网络合集的资源是无穷多的，它可以包括任何我们在本章提到的资源。但是具体到我们本书所讨论的分类，网络合集专门指在某台服务器上收集的静态或动态网页资源。

第三种分类是注释内容。这与前文提到的书目检索数据库有些微区别，注释内容并非一个单独的类目数据库，它包括图片、视频、引文数据库（citation databases）和生物医学研究数据。后者主要与分子生物学和"组学"相关，比如基因组和蛋白质组学等。注释内容包括一些注释文字，它们的检索方法与一般数据库很类似，但是它们的主要构成是非文字材料，或者即使是文字，也是非描述性的。

最后一种分类是前三类的集合。很多网站集合了多种内容，形成整合的数据资源。本章将探讨生物医学研究、临床和消费内容的集合数据库。简单地说，一个网站可被看成一个巨大资源，但是具体来看，每个资源还是有自己的界定范围的。

## ❖ 类目内容

类目内容包括对完整内容的参考和索引信息。类目检索是让研究者通过该索引去寻找资源，但是它本身并不提供资源的具体内容。索引不止含有一般信息，比如题目、摘要和索引词，还包括一些其他内容比如作者的名字、发表日期、发表类型和基金代码等。本章先讨论文献索引数据库，接下来讨论搜索引擎、网络定制和特殊登记。搜索引擎和网络定制虽然不是典型的类目数据库，但是因为它们也给其他资源提供链接，所以也被看成类目数据库的一种。实际上，很多类目数据库在他们参考文献后面会提供文献源地址的链接，这与搜索引擎的作用很类似。

### 文献索引数据库

MEDLINE 由美国国立图书馆（NLM，www.nlm.nih.gov）中的国家生物技术中心（www.ncbi.nlm.nih.gov）制作，它多年以来几乎是医学行业索引的同义词。实际上，由 NLM 和其他的供应商还制作了很多其他的数据库。

### MEDLINE

MEDLINE 包括所有的生物医学、编者按、给编辑的信等超过 5000 期刊的类别索引，目前每年加入超过 600,000 的文摘。从 1966 年开始运作，MEDLINE 现在包括了超过 1 千 6 百万的索引文献。

这些年 MEDLINE 有许多改进，比如现在加入了第二资源的链接（例如提供基因片段查询的基因数据库 GenBank，临床试验链接的临床实验数据库 ClinicalTrials. gov）。其他增强的查询功能还包括发表类型、是否为荟萃分析、实践指南、回顾性文章或者是随机对照试验。

大多数用户通过直接登录免费的 PubMed（http://pubmed.gov）系统查询 MEDLINE，在这个网址上同时还提供了 NLM 其他数据库的链接。还可以通过中介商提供的链接查询 MEDLINE，比如 Ovid Techonogies（www.ovid.com）和 Aries Systems（www1.kfinder.com），个人或机构需付费来购买这些中介商在 MEDLINE 基础上的一些增值服务。

### 其他 NLM 类目资源

MEDLINE 只是 NLM 出品的众多数据库中的一个，NLM 有很多专业的数据库，这些数据库可以通过不同的方式使用。但是这些数据库多数是类目数据库，有一些提供全文文献。一般来讲，NLM 的其他数据库定义方式与 MEDLINE 类似。主要的文献检索界面是 PubMed，它本身是大的查询系统 Entres system 一部分（www.ncbi.nlm.nih.gov/sites/entrez）。

### 非 NLM 类目数据库

NLM 并非类目数据的惟一生产者，不少公立的、私人的出版商也推出了不同的数据库。其中之一是 Scopus（www.scopus.com），由 Elsevier 出版公司（www.elsevier.com）出口。它包括 2,900 万条记录，涵盖 4 千多个出版商出版的 15,000 种期刊，其中包括 5,300 医学期刊。Scopus 包括全文数据检索和引用的文献的链接。该数据库也涵盖专利和科学页面的检索。Elsevier 还发表了另外一个分支数据库为 EMBASE（http://info.embase.com），它是 MEDLINE 的补充。EMBASE 更有全球视野，它包括了一些非英语国家的期刊。这些期刊对于那些做系统回顾和荟萃分析的研究者很重要，因为他们需要在全球的研究结果。

另外一类类目数据库，例如 Google 学术频道，是一类内容分类比较模糊的数据库（http://scholar.google.com），它含有全文文献的链接，但这些文献是由注册用户的密码保护的。

还有其他一些网上可获得的类目数据库。对医学教育者，美国医学院联合会（the Association of American Medical Colleges）制作了名为 MedEdPORTAL（www.aamc.org/mededportal）的数据库，这是经过同行评议的医学教育资源。每个在数据库中的记录都包含荟萃的数据，比如它的教育目标和文件类型。其他对医学教育者有价值的资源还有 HEAL（健康教育者图书馆：www.healcentral.org），这是一个免费的网上多媒体教学资源。

## 搜索引擎和网络定制

很多人不认为搜索引擎是类目数据库，但是它们其实有很多与传统类目数据库相似的特点。与健康相关的搜索引擎很多，都各具特色。以下是一些专门针对医学专业人员的：

- Intute（www.intute.ac.uk/healthandlifesciences/medicine）- 以前叫 OMNI，是一个由英国大学维护的搜索引擎。

- HON Select（www.hon.ch/HONselect）：一个由 Health on the Net 基金资助的欧洲的临床数据库。

- Translating Research into Practice（TRIP, www. tripdatabase. com）：允许通过题目或全文查询丰富的循证医学资源，包括全文期刊、电子书和 EBM 数据库。

其他搜索引擎的服务对象是消费者。有些针对特殊人群的包括：

- HealthFinder（www.healthfinder.gov）：提供针对消费者的健康信息，由美国卫生部下属的疾病防治和健康提升办公室维护。

- Medstory（www.medstroy.com）：最近被微软公司收购，主要提供由媒体筛选过的高质量的健康信息。

- WebMD（www.webmd.com）：主要为消费者提供健康信息。

## 专业注册

专业登记与文献索引数据库和搜索引擎的作用有交叉的地方，但是它的信息来源更多样化。医学行业最重要的专业登记系统是国家临床指南库（National Guidelines Clearinghouse，www.guideline.gov），由美国卫生健康研究与质量机构（Agency for Healthcare Research and Quality，AHRQ）制作，包括了大量的临床指南。有些临床指南是免费的，以电子文档或者纸质文件提供。另外一种是有所有权的，网站提供链接地址，在那里订购或付费购买。国家临床指南库的目的是使广大的医学或其他专业人员获得循证医学的指南和相关的摘要、总结和比较资料。

## ❖ 全文文献

全文文献包括文献的全部内容和与之相关的表格、图片、影像学资料和其他图表。如果数据库有相应的打印版本，则文献的电子版本和打印版本应该是一致的。

### 期刊

几乎所有的科学杂志，当然包括医学和生物科学的杂志，现在都以电子文档的形式发表。一些商业出版商如 Springer（www.springer.com）和 Elsevier（www.elsevier.com）希望把他们的产品销售给一些图书馆这样的大客户而不是个人。也有很多医学与生物科学的期刊是非赢利机构通过 Highwire 出版社（www.highwire.org）发表的，其中包括一些著名杂志如《内科学年鉴》（www.annals.org）、《英国医学杂志》（www.bmj.com）和《新英格兰医学杂志》（www.nejm.org）。

许多政府机构定期发布全文形式的信息，其中最著名的是美国疾病控制中心发布的发病率和死亡率周报（Morbidity and Mortality Weekly Report，www.cdc.gov/mmwr）以及 AHRQ 发布的网上死亡病例讨论（WebM&M，Morbidity and Mortality Rounds on the Web，www.webmm.ahrq.gov）。

另外一个全文文献是由 PubMed 中心提供的（http://pubmedcentral.gov），有几百个杂志把文章提供给该中心，还有一部分是作者的研究原稿，这些研究是由国立卫生研究院（NIH）资助的项目，已被杂志采用。在经过同行评议最后定稿之前，根据录用政策，鼓励项目执行者把原稿发到 PubMed 中心。

**书籍和报告**

越来越多的教科书可以在网络上查询到。最早可以找到的电子图书是《科学美国人·医学》（Scientific American Medicine），即现在的ACP 医学（www.acpmedicine.com）。其他声名卓著的教科书现在也有电子版，包括《医师案头参考》（Physicians' Desk Reference，Medical Economics，Inc.，wwwpdr.net）和《默克手册》（Merck Manual，Merck & Co.，www.merck.com/mmpe），默克手册是少数的可以在网络上免费获得的传统医学教科书。

网络上教科书的经常以捆绑模式存在，有时是通过多个链接捆绑到一起。最早捆绑教科书的网站是 Stat-Ref（Teton Data Systems，www.statref.com），就像许多别的网站一样，它也是从 CD-ROM 做起来的，然后才移到网站上。Stat-Ref 提供了 30 多种教科书。另外一个早期的产品是把《哈里森内科学》和《美国药物手册》捆绑起来，现在整合成一个大的产品叫做 AccessMedicine（www.accessmedcine.com）。其他一些著名产品包括 MDConsult（www.mdconsult.com）和 eMedcine（www.emedicine.com）。

另外一种临床人员感兴趣的产品是对期刊的总结性文献，以纸质版形式呈现。最知名的产品是麻省医学文献观察（Massachusetts Medical Society's Jounal Watch，www.jwatch.org）和由美国内科医师协会出版的 ACP 文献俱乐部（www.acpjc.org）。后者是对 ACP 内科年鉴的补充，它采用高度结构化的格式，给读者提供研究的所有细节问题，包括与循证医学相关的数据，比如患者人群、干预和需要治疗的患者数目（NNT）。ACP 文献俱乐部的另外一个创新之举在于 STARS 系统，主要是成熟的读者进行"临床相关性和创新性"的投票。

使用个人移动设备（PDA）和智能手机查阅全文文献正成为一种趋势。用这种设备去查询最大的优势在于可移动性，但是同时也受屏幕大小和内存的限制。除了传统的教科书和参考文献之外，有些产品是专门供 PDA 使用的，最有名的是药学参考（ePocrates，www.epocates.com）。以 PDA 技术为基础的大的医学中介商包括 Skyscape （www. skyscape. com） 和 Unbound Medcine （www. unboundmedicine. com）。

## 网络集合

正如本章开始提到的，网络集合是指网站把分散的全文信息整合起来。个人、非盈利组织、公司和政府都可以开创医学健康的网站。网络从根本上改变了医学信息的发布途径。医学信息的发布门槛很低，几乎任何人可以成为健康或其他信息的"出版商"，信息的发布和扩散几乎是狂乱的，比如说文档复制非常简单以致危害到版权保护，错误或有瑕疵的信息的流传会误导患者甚至是医生。互联网——通过网站、新闻组织、电子信箱列表和聊天室加快了信息或错误信息的播散。但是不管怎样，网站使医务人员和患者都获得了大量的信息。

也许通过网络最有效的医学信息发布者是美国政府。我们提到了NLM 的类目数据库，国家癌症中心，AHRQ 和其他一些网址，这些机构还创新性地给医务人员和消费者提供详细的全文信息。有些网站是"巨无霸"，比如后面我们将要提到的 Medlineplus，它们提供许多不同类型的资源。小一些但仍旧非常有影响力的网站如下：

● 美国疾病防控中心提供的疾病和状态（www.cde.gov/DiseasesConditions）和旅行者健康信息（www.cdc.gov/travel）。

● 除了 NLM，NIH 还有其他研究所提供的医学信息，如美国的国家癌症研究院（www.cancer.gov）、国家糖尿病、消化和肾脏病研究所（www.niddk.nih.gov）和国家心脏病、肺部和血液研究所（www.nhlbi.nih.gov）。

● 食品药品监督局对专业人士的药物应用和法规的网站：http://dailymed.nlm.nih.gov，以及对消费者的网站：www.fda.gov/consumer。

有些机构通过网站来发布他们的临床指南全文，包括：

● 美国心脏病协会：www.acc.org/qualityandscience/clinical/statements.htm

● 美国内科医师协会：www. acponline. gov/clinical _ information/guidelines

- 美国儿科协会：http://aappolicy.aappublications.org
- 临床系统改善研究院：www.icsi.org/guidelines_and_more
- 国际糖尿病联盟：www.d4pro.com/diabetesguidelines
- 加州大学旧金山分校医学院：http://medicine.ucsf.edu/resources/guidelines

近些年来，很多其他类型的网站内容发展迅速，且在医学领域占据一席之地。维基百科（Wiki）就是其中之一。维基允许某一领域中的任何一个人撰写或编辑条目，这意味着无数人合作做出贡献。例如，最早开始的维基，或者维基百科（http://en.wikipedia.org/wiki/Main_Page），有不同语言的上百万个词条，很多与医学相关。另外一种是博客，它包含对一个话题的连续评论，通常由个人或社团维护。与医学和生物医学领域相比，博客在政治领域更流行，在对不同话题感兴趣的虚拟社区也很流行。

**循证医学资源**

不管是在教科书还是在任何的网络系统，循证医学（EBM）都值得一提，因为它资源独特且对临床非常重要。海恩斯（Haynes）（图5-1）提出的EBM4S模式，让EBM对繁忙的临床医生更有用。本节将描述EBM4S模式的不同层面。

*研究（Studies）*

研究的最终呈现方式是描述研究的文章全文。这些文献可以通过期刊或者前文提到的类目数据库查找。此外，深受临床医生欢迎的是文献的总结，从简要摘要到内容更全面的概述，比如ACP文献俱乐部（Journal Club）。

*合并（Syntheses）*

目前有趋势对于文献进行合并，如通过系统回顾或荟萃分析的方法，把足够量的研究和同质性的研究结果合并。很多系统回顾的文章发表在医学杂志上，一旦发表，它们的结论就成为相对固定的结果，新的研究结果出现也无法更新。这种缺点导致了循证医学数据库的出现（www.cochrane.org），它是医学干预最大的综述性文献数据库（虽然它也不能覆盖全部的医学研究结果）。AHRQ的循证医学中心也是系统回顾的来源之一（他们发表的资料被称为证据报

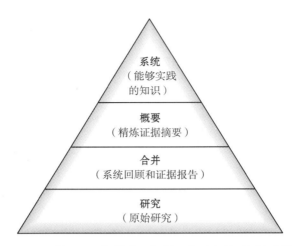

图 5-1　海恩斯 4-S 证据模式。复制经美国内科医师协会许可。

告）。

概要（Synopses）

有些热衷 EBM 的人认为最新资讯（UpToDate，www.uptodate.com）不是完全以 EBM 为基础的，因为它没有标明证据级别或者缺乏高质量的证据，但 UpToDate 在临床医生和实习医生中非常流行，它包含大量的临床资源，涵盖了 4500 个成人或儿童的医学话题，且不断更新。每个话题都有一个概要以便于浏览，其中一个概要标题为"建议"，它给出临床问题诊治的建议。这些话题还提供引用文献的 MEDLINE 链接和药物的处方信息，此外还有"最新动态"栏目，提供在该领域的最新临床进展。UpToDate 还提供药物手册、PubMed MEDLINE 参考文献和患者教育信息。另外一个类似网站是 ACP 医生信息与教育栏目 PIER（http://pier.acponline.org）。PIER 是家庭医生的优秀资源，分成以下 7 部分：

1. 疾病

2. 筛查和防治

3. 辅助医疗与非常规医疗

4. 伦理和法律问题

5. 诊疗流程

6. 质量评价

7. 药物资源

PIER 也包括参考文献、患者信息、附加文献和可打印的 PDF 文档。此外 PIER 也提供移动设施可下载的版本：（http://www.acponline.org/running_pracitice/technology/mobile_computing/pier_pda），而且该系统也支持其他类型的下载比如电子病历系统。PIER 不仅仅受传统的出版商的授权，其他一些电子病历系统的中介商也与 PIER 链接，某些病历系统中会出现 PIER 的链接。

PIER 的每个指导或建议都会有推荐强度评价，主要是为了帮助临床医生评估建议的有用性。证据的强度标准因研究类型不同而略有变化（比如对于治疗或预防干预研究，随机对照试验的证据级别最高）。医学文献的参考文献同样也有证据级别评价。

另外一种广泛使用、内容丰富的证据资源是"临床证据"（www.clinicalevidence.com），它将针对不同临床情况的干预分类为不同的证据等级，被称为"证据处方"。此外还有一种 EBM 资源称为 POEMS（以患者为中心的证据，patient-oriented evidence that matters），是简短的以证据为基础的概要（synopses）。它主要是针对医生所面对的特定临床问题，评价医生和患者关注的临床结局（比如症状、发病率、生活质量和死亡率），有可能改变医生的临床决策。InfoPOEMS（www.infopoems.com）的重要组成部分是 InfoRetriever，包括一系列以证据为基础的内容和工具，涵盖所有的 POEMS 内容、Cochrane 数据库系统回顾的摘要、决策支持工具、诊断计算支持系统和诊断性试验、病史和查体的循证医学评价、临床指南摘要和 5 分钟诊断参考（Five-Minute Clinical Consult）。

*系统（Systems）*

根据海恩斯的证据分级，"系统"是指指导行动的知识系统，比如电子病历中出现的提醒和指南。这种应用往往被称为临床决策支持系统。目前，这种系统工具的市场还不大，一些早期的决策支持系统的供应商包括 Thomson 出版社（http://clinical.thomsonhealthcare.com）和 Zynx 医学（www.zynx.com）。

## ❖ 注释内容

如前文所示，注释内容是指与原始数据内容紧密相关的内容（不同于单独的类目数据库）。它包括影像、引文数据库和生物医学研究数据等。尽管这些注释内容会包含一部分文本，但是它们主要是非文本资料和非叙事资料。

### 影像学资料

影像学在临床、教学和科研中具有重要意义，目前有不少已经可以在网络上获得。www.library.uthscsa.edu/internet/ImageDatabases.cfm是提供一系列影像资料的网址。有些影像学网站值得关注，如MyPACS.net（www.mypacs.net）允许临床医生发布和讨论病例。Goldminer（http://goldminer.arrs.org）提供一些放射影像期刊的链接。还有很多可购买影像学资料的商业网站，比如 Images.MD（医学趋势，www.images.md）和 VisualDx（Logical Images，www.logicalimages.com/proVDx.htm）。另外一个非医学网站是 Flickr（www.flickr.com），允许任何人上传自己的照片，并且任何人都可以给其注释。

### 其他数据库

注释内容还有其他一些数据库。最值得注意的是 ClinicalTrials.gov。它是由 NIH 最先发起的，其最初的目的是建立临床试验的数据库，后来 ClinicalTrials.gov 将其演变成临床试验的注册数据库。由于临床试验在进行过程中可能出现问题并改变方案，国际医学期刊编委会（the International Committee of Medical Journal Editors）要求所有的临床试验在开始前需要注册。这项政策要求所有的临床试验如果后期想发表的话，需要事先在 ClinicalTrials.gov 或其他相应的数据库注册。ClinicalTrials.gov 不包括临床试验的结果，但是很多其他数据库提供结果。通过这些数据库，不仅读者可以了解临床试验的细节问题，那些做系统回顾的研究者也可以更容易地获得数据。

## 集合（Aggregations）

网络的最大价值在于能够把零散的信息整合起来，本章前一部分主要讨论的是单独的资源，这一部分将讲述一些超级整合的资源。我们将仔细讲解两种整合资源，一是就知识整合而言，一是就数据库的整合模式而言。

*针对消费者的健康整合资源*

最大的针对消费者的整合网络资源是 NLM 的 MedlinePlus（http://medlineplus.gov），它包括了我们上文提到的各种典型资源类型，但是它就单个话题把资源整合起来，其方式更容易阅读，每个话题都有 NIH 的相关链接或者是网站的编辑认为值得信任的数据库的链接。该网站也有对最新的医学信息的链接，还有医学百科全书、药物手册和目录以及 Pubmed 上相关题目的链接。

*针对医学专业人员的整合资源*

消费者不是医学整合资源惟一的对象，有些商业网站也整合了大量临床信息和临床指南、技术信息和其他信息。包括以下网站：

● MDConsult（www.mdconsult.com）：由几个著名的医学出版商建立起来的网站

● Unbound Medicine（www.unboundmedicine.com）：另外一个以网络和 PDA 为基础的商业网站

● Clin-eguide（www.clineguide.com）：包括疾病概述、药物信息，从斯坦福大学建立的 SKOLAR 系统来源的全文信息以及 Ovid 数据库

● Merck Medicus（www.merckmedicus.com）由著名的出版社药品公司 Merck 公司建立，对美国所有的注册医生开放，包括一些知名网上资源如 Harrison's Online，MDConsult 和 Dxplain

● Micromedex Healthcare Series（www.micromedex.com）：将许多独立的数据库整合成为丰富的临床数据资源

NLM 提供很多数据整合资源，其中 Entrez 系统在前文已经提到过，另外一个是 NLM Gateway（http://gateway.nlm.nih.gov）给所有由 NLM 提供的数据库提供共有搜索界面。另外一个更专业但十分丰富的整合资源是 ToxNet（http://toxnet.nlm.nih.gov），包括类目数据库和有关毒理学相关领域的全文资源。

**搜索（searching）**

具体讨论搜索技术显然超出了本章范畴，我们会提供一些接入这些资源的原则。像很多计算机的应用一样，搜索界面的强大与否是和后台的程序的复杂性成反比的。临床人员，尤其是临床教师应该具有强大的寻找在线信息的能力。就像传统的心血管专家能够单靠听诊器熟练听诊并得出诊断，现在的临床人员需要成为网络搜索的专家。最强大的也是最复杂的数据库通常是类目数据库，如果掌握了这些数据库的搜索方法，可以使搜索更加有效。Pubmed 允许用户只是简单地输入名词就可以进行搜索，但是熟练的搜索者能够做到的远远不止于此。

很多非类目数据库提供全文搜索（就是在全文中搜索用户键入的搜索词）。例如如果搜索"充血性心力衰竭"，会出现含有该搜索词的文章、页面、影像和其他资料（根据不同的数据库而不同）。很多系统提供高级搜索界面，允许和/或组合或者近义词查询（比如充血性心力衰竭作为词组出现）。

不同系统在搜索结果显示方面也有不同。类目数据库通常以反时间顺序来显示结果，但像 Google 这样的页面搜索，是以查询词的受欢迎程度来显示的——也就是说有多少网站与该搜索词相链接。对使用 Google 的用户来讲，这种方法非常有效率并且质量也有保证。非页面搜索的电子书或备注资源，可能根据搜索词在章节和影像备注中出现的频率和其他标准来显示输出结果。

## ❖ 临床教师需要的信息

继系统地描述了不同的在线网络资源和搜索功能之后，本章将综合这些信息，重点讨论一下临床教师需要的信息。

人们因为两种原因来寻找信息资源，不管是打印的还是保存在电脑上的：一是寻找某个特殊信息，如一篇文章或者书籍；或者是寻找关于某一主题的多种信息。兰开斯特（Lancaster）和华纳（Warner）把后者区分成三个类别：

1. 为解决某个问题或者做出决策

2. 寻找某一话题的背景信息

3. 了解某一领域的最新进展

兰开斯特和华纳继而阐述到这些需求可以以因所需信息多寡而进一步划分：

- 一个事实

- 一个或多个文章但不是所有文献

- 全面搜索文献

搜索者与信息系统的关系因需求不同而不同。

还可以从 EBM 的角度看待信息的需求。实践 EBM 的过程主要包括以下三个步骤：

1. 构建一个有价值且可以回答的临床问题

2. 寻找与这个问题相关的证据

3. 批判性评价证据并决定能否应用到患者身上

构建临床问题往往在实践 EBM 过程中被忽视。一般将临床问题分为两大类：背景问题和前景问题。背景问题是关于某一疾病的相关知识，前景问题是关于如何处理患者的疾病。教科书和综述性文章可以很好地回答背景问题，但是前景问题需要使用 EBM 的技术去回答。背景问题通常包含两个重要成分：问题词根（什么？何时？怎么做？）和疾病或疾病的某个方面。背景问题举例：什么病因导致肺炎？糖尿病的并发症一般在什么时候出现？

前景问题由四个主要部分组成（PICO 原则）：患者或问题（Patient or Problem）、干预手段（Intervention）、干预手段的比较（Comparison）、临床转归（Outcome）。还有人建议再加上治疗或随诊的时间（Time）和治疗场所（Setting，如住院部或门诊），变成 PICOTS。前景问题主要分为以下四个类型：

1. 治疗（或干预）——治疗或预防的益处

2. 诊断——用来诊断的试验

3. 伤害——疾病的病因

4. 预后——疾病病程的转归

如表 5-1 中所示，证据有不同形式及不同等级。临床医生在床旁可能需要寻找概要（synopsis）以便快速做出临床决策，他们也可能需要寻找合并（synthesis）甚至原始研究（studies）更深入地了解某一问题。解答背景问题时，医生一般查询教科书一类的资源，如传统的教科书、UpToDate、经典综述文章等。

## ❖ 临床教师的实际应用：6 个场景举例

1. 假设你是一个主治医生，了解到第二天同事在查房时会讨论一个溶血性贫血患者，那么前一晚你会在哪里寻找资源以更新自己对这个疾病的认识？

这是一个典型的背景问题，你需要的是更新你的知识。你可以选择有丰富内容的类似教科书的资源。你可以键入"溶血性贫血"这个关键词，然后按照内容提示，找到关于这个疾病的章节。

2. 如果在查房时出现了一个很具体化的问题，比如肺心病中利尿剂的益处，那么作为一名教师，你怎么查询文献以便于第二天查房时给出一个架构良好的答案？

这更像是一个前景问题，你需要使用 EBM 的手段，构建一个 PICO 问题。你可以确定特定患者的特点（如老年人有肺心病）、干预手段（利尿剂）、比较手段（使用利尿剂的不同方法）和希望的转归（改善症状，如增加活动耐量或减少死亡）。

对于这类的前景问题，你需要从 4S 证据等级来考虑证据的类型。因为你所需的信息并不着急，而且你也想给同事们提供更全面的信息。你需要寻找合并（synthesis）信息或者是原始的研究文章（尤其是没有合并的信息时）。合并信息可以是在期刊上或者是在 Cochrane 数据库中的系统回顾文章。

获取文献最常用的检索途径是 PubMed。像上面提到的问题，我们可以有多种检索方法。可以输入检索词（比如肺心病和利尿剂），然后限制输出类型（如随机对照试验或荟萃分析）。还可以使用 PubMed 临床查询（Clinical Queries）功能，在 PubMed 的检索窗口点击位于中间栏的"Clinical Queries"，这种方法把第一种方法我们必须要手动限制结果输出方式的步骤在后台做了，我们只需要输入检索词（肺心病和利尿剂）即可。如果你想得到系统回顾的集合文章，你可以搜索前文介绍的 Cochrane 数据库或者 AHRQ Evidence Reports。

3. 教师们还有学术职责，比如成为课程负责人，或者需要设计一个授课模块, 比如对住院医生或学生讲解胸片。那么教师应该去哪里寻找帮助以助于设置课程呢?

在本丛书之《临床教学的领导生涯》(Leadership Careers in Medical Education) 一书中, 对课程设置内容有更为详细的讨论。一般来讲, 设置课程需要更多整合的信息, 需要教师考虑并了解更多的背景资料。别人已经设计好的课程会对教师很有帮助。这些可以在很多网站找到, 比如 HEAL 或 MedEdPORTAL。另外, Highwire 出版社可以搜索到一些可用在非商业目的的图片, 这些图片是作者在文章中的 PPT 图表。

4. 教师该如何准备一次演讲?

除了内容和图片之外, 教师还需要知道怎样组织资料。同样的, 网络的搜索引擎及 MedEdPORTAL 这样的资源会提供这样的内容。

5. 如果教师认为他/她在某一方面的知识已经完全过时了, 比如鼻饲管的使用? 怎么弥补这个缺陷呢?

这是一个适合纸质图书的例子, 但现在多数纸质图书有相应的定期更新的电子版本, 这些更新让读者能实时更新自己在某一领域的知识。新的知识。

6. 最后, 有什么建议能让教师紧跟学科的发展趋势? 有什么定期阅读项目 (电子版本) 可以推荐吗?

有期刊定期发布最新文献的内容概要, 比如 ACP Journal Club 和 Journal Watch。另外一个选择是定制期刊的电子内容提要, 比如一个普通内科医生可以定制新英格兰杂志或美国内科学会每周电子信件或者每两周的发布的内科学年鉴的电子信件, 这些信件会提供期刊的最新内容。

## ❖ 结语

寻找和应用信息是 21 世纪医学的重要组成部分。现在有越来越多关于医疗质量和费用的担忧, 而且患者们也越来越精明, 会自己搜索信息, 因此现代的医生必须懂得如何应用网络资源。教师们需要担负起指导学生应用现代信息系统的责任, 这也是养成学生终生学习习惯的重要手段。

(林　雪译　黄晓明校)

# 参 考 文 献

1. **Hersh W.** Information Retrieval: A Health and Biomedical Perspective. 3rd ed. New York: Springer; 2009.
2. **Haynes R, Walker-Dilks C.** Having trouble deciding what's most important to read? Look to the stars. ACP Journal Club. 2005;143:A10.
3. **Haynes RB.** Of studies, syntheses, synopses, and systems: the "4S" evolution of services for finding current best evidence [Editorial]. ACP J Club. 2001;134:A11-3.
4. **Deangelis CD, Drazen JM, Frizelle FA, Haug C, Hoey J, Horton R, et al; International Committee of Medical Journal Editors.** Is this clinical trial fully registered? A statement from the International Committee of Medical Journal Editors [Editorial]. JAMA. 2005; 293:2927-9.
5. **Lancaster F, Warner A.** Information Retrieval Today. Arlington, VA: Information Resources Press; 1999.
6. **Straus S, Richardson W, Glasziou B, Haynes RB.** Evidence Based Medicine: How to Practice and Teach EBM. 3rd ed. New York: Churchill Livingstone; 2005.
7. **Sackett D, Straus SE, Richardson., Rosenberg W, Haynes RB.** Evidence-Based Medicine: How to Practice and Teach EBM. New York: Churchill Livingstone; 2000.

# 难忘的教学时刻

## ❖ 引言：故事的力量

即使在循证医学时代，故事仍然有它特殊的位置。除了讲故事，还有什么方式能更好地让一名医生描述他照料的患者、患者接受的治疗以及某天发生的特殊事件？我们应该关注个例吗？当然应该。除了遵循医疗常规和指南，没有什么能比从个例中了解规律更重要的了。

因此，个例或故事在临床医学中有着特殊的地位。那么在临床教学中呢？本书讨论的教学理论与实践是否应该有故事的一席之地呢？本书编者认为答案是肯定的。理由如下：首先，有证据表明人类是以故事的形式进行思考的，临床知识是以相对完整的形式被记忆和回忆，比如以病例的形式。同样，对于教学的记忆，无论是好的还是不好的，也是以故事或者是"难忘的时刻"的形式被回想起来的。因此，既然要从大家的教学经验中学习，我们需要展现整个故事，而非仅仅是获得的经验。其次，以故事形式表现出来的道理更有利于我们理解。没有故事，我们无法体会上下文或人物、细微之处以及语调的重要性。第三，像临床病例这样的故事，能让我们探究当时到底发生了什么。这个教学案例有什么特别之处？为什么这个教学技巧获得成功而另外一个则失败？与临床病例一样，教学故事经常千头万绪，可以有不止一个诠释。所以说，和原则相比，故事更能反映现实，且和原则类似，能解决或至少发现问题，故事同样适用于临床教师面对的复杂问题。最后，故事可以体现我们是谁，在内科临床教学的故事中，任何在门诊或病房进行教学的人都是故事的一部分。我们认同某个故事，能更加深刻地了解自己的身份，以及我们将要做的事情。

这些"难忘的教学时刻"来自于医学生、住院医生、教师，这些都是临床教学这个故事的主人公。这些小故事经要求、收集后，被完整地再现在这里。我们相信，所有的故事都是真实的。每个故事后面，都有编者按，主要是将故事中发生的事情与本丛书的观点联系起来，并从"难忘时刻"中提出我们需要学习的东西。这些故事的价值在于，像大多数好故事一样，这些故事提出了很多问题，同样也引导我们寻找答案。

编者再次感谢提供这些"难忘的教学时刻"的同仁，有些故事甚至发生在几十年前。我们希望所有的故事提供者会为故事的再现而感到欣慰，也希望所有读者喜欢这些故事。

## ❖ 一个医学生的第一次病例汇报：约瑟夫·阿尔伯特，医学博士

这是我刚到彼得布赖海姆医院内科见习的第二天早上，当时我还是个第三年的医学生。前一天，是我轮转的第一天，我被分配值第一个夜班。这天晚上，我遇到一个很复杂的心内科患者，他因严重心衰收入院，心前区可以听到很响亮的连续性杂音。当时，我们都没有意识到这是个升主动脉夹层的患者，病变一直延伸到心脏，并破入右心房，因而产生连续性杂音。值班的实习医生、高年住院医生和我一起评估了这个患者的病情，住院医生告诉我，实习医生需要在第二天早上查房时向主治医生，著名的心脏病学家刘易斯·德克斯特汇报病例，医学生则可以在值班一周之后才向主治医生汇报病例。

第二天早上，德克斯特医生很快就到了，对全组医生说："我听小道消息说，病房里有一个很有趣的心脏病人，哪个医学生向我汇报这个病例？"听到德克斯特医生的话，我后背一阵发凉，因为高年住院医生告诉我不用报这个病例。住院医生向德克斯特医生解释这种情况。看见我痛苦的表情，德克斯特医生向我走来，用胳膊揽住我的肩膀说："来吧，跟我说说这个病例，我保证我不吃人。"在接下来的30分钟里，他用温和且非常有技巧的方式帮助我汇报并理解了这个很复杂的病例。当他只依靠病史和查体就得出正确的诊断的时候，整个病房的医生都震惊了，他关于连续性杂音的鉴别诊断，直到四十多年后的今天，还牢牢地扎根在我的记忆中。那天晚上，我跟妻子回忆起

白天发生的事情，我对她说："现在我知道我将来要干什么了，我要成为和德克斯特医生一样的心脏病学家和教授"

**编者按**

著名的小说家萨默赛特·毛姆（Somerset Maugham）说过："写出一部伟大的小说有三个简单的规则，不幸的是，我们一个也不知道。"那么怎样教一个刚刚开始第三年见习的医学生？有哪些规则？你是否让学生刚开始时当一个旁观者，然后根据其技能和心理的不断成熟逐步承担责任？你会不会一开始就给他们沉重的任务？毕竟，我们是从经验中学习的。作为主治医生，你如何处理挑战和帮助之间的平衡？

同样，这里没有简单的规则。但是看看德克斯特医生如何帮助他紧张的医学生度过见习第一天，对我们还是很有帮助的。首先，德克斯特医生很清楚他来这里是为了教学，因此他问："哪个医学生向我汇报病例？"其次，他认真倾听住院医生的解释，这个学生并没有心理准备汇报病例，这说明他尊重团队的规则及传统。第三，他不墨守成规，对于德克斯特医生来说，鼓励医学生参与和学习实在太值得称赞了。最后，他很温和。不软弱，也不热切，而是以令人愉快的俏皮话和一个身体接触，温和地鼓励了这个学生。并且还"帮助学生理解并汇报了这个复杂的病例"，这些都体现了他"非凡"的技巧。

太遗憾了，我们没有年轻的阿尔伯特先生向德克斯特医生汇报这个病例的录像或录音。德克斯特医生是否打断学生的汇报？他问什么样的问题？他怎样鼓励学生思考这个病例？如果有，我们可能会从中学习到更多。但我们确实知道那天早上的主治医生查房不仅仅是关于主动脉夹层和连续性杂音，它还影响了阿尔伯特医生的未来。顺便提一下，他的确成为了一名心脏病学家和教授，并成为该领域的领军人物。

## ❖ 在 ICU（不）孤独：苏珊娜·勃兰登堡，医学博士

我清楚地记得我在这个世界闻名的肺科医院当第二年内科住院医生的那个晚上。那时，医院有一个带小 ICU 的住院病房，值夜班的时候，住院医生是那里惟一的内科医生。一天晚上，一个患者的病情迅

速恶化，我呼叫呼吸科研究生，请他过来帮忙。我已经将这个患者转入 ICU，准备对他不稳定的心律进行电击复律。我觉得这个患者很快就会需要气管插管，迎接我的将是一个漫长而充满挑战的夜晚。我的下一个电话出于礼貌打给一位本院医生，他已经担任该患者的"肺"科医生好几年，这个月，他并不是管病房的主治医生。他是世界闻名的结核专家，M 医生。我将患者的最新病情告诉了 M 医生，他对我表示了感谢。我挂上电话，赶紧回去工作。呼吸科研究生几分钟后赶到，很快，M 医生走进了 ICU。他对我说："告诉我要干什么，让我来当你们的实习医生或是医学生"。重症监护并非他的专业，但是他希望帮忙救治他的患者。我们花了几个小时将患者的病情稳定下来，M 医生遵守他的诺言，干着助手的工作。他打电话给实验室追重要的化验结果，写医嘱，在无菌操作时给呼吸科研究生和我递东西，等等。几年后，当我向 M 医生提及此事，他很谦和，甚至记不起这件事。在我当时看来很不寻常的事情，对他而言只是常规行为而已。

职业精神可以讲授吗？作为教师我会尽力，但是我不肯定它能被讲授。然而，作为一名医生，同时永远是一名学生，我很确定它可以被学习。M 医生那晚来到 ICU 并不是为了讲授职业精神，他是来救治一名患者，而我从中学到的远远比如何做漂浮导管多得多。

**编者按**

那天晚上，M 医生接到 ICU 住院医生的电话后，为什么来到病房？他既不是重症监护医生，也不是病房主治医生。呼吸科研究生已经在路上了，我想 M 医生自己也很清楚，对于 ICU 的重症情况他没有什么特别的专家意见。但是 M 医生还是选择在半夜走进病房，尽其所能帮助他多年的老患者，同时帮助住院医生。

勃兰登堡医生问：职业精神是可以讲授的吗？在本丛书之《医学院的导师制》一书中，深入讨论了职业精神的教学，行为榜样的概念贯穿此系列丛书。职业精神的核心是利他主义，自我牺牲，将患者放在第一位，有团队精神，尊重同事。一些作者质疑职业精神是否能讲授，他们认为，与阅读心电图的能力不同，职业精神不是一种技能。职业精神是一种做事的方式，做正确的事，不投机取巧，特别是无人监督的时候，有些类似行为榜样。关于行为榜样最有趣的地方是经常当事人不会意识到自己正在成为榜样，大家只是很自然地做正确的事情。事实上，正是这种特点增加了行为榜样的价值。学生了解什么时候老师只是在表演，什么时候则是在无人监督时认真地做，就像 M 医生一样。

即使是那些质疑职业精神是否可以被讲授的教育学家也承认，在特定的环境和场景下，职业精神是可以被学习的，这没有什么可奇怪的。这就产生了一个问题：如果职业精神不能被讲授，至少不像其他东西那样容易传授，那么它是怎样被学习的？对于勃兰登堡医生来说，这个问题已经解决了，行为榜样是关键。有趣的是，她的榜样那天晚上扮演的角色是医学生。而一位著名的医生为了患者的安危，很自然地扮演了学生的角色，还有什么能比这更好的学习职业精神的方法吗？

所以 M 医生为什么半夜来到病房？我认为勃兰登堡医生已经知道了这个问题的答案。

## 参 考 文 献

1. **Humphrey H, ed.** Mentoring in Academic Medicine. Philadelphia: ACP Pr; 2010.

## ❖ 在退伍军人医院：杰西卡·坎贝尔，医学博士

欧先生是一个很让我们同情的患者，他因急性髓细胞白血病入院接受化疗，在医院住了将近一个月。他是一名退伍军人，很坚强、很招人喜欢。一天早上，我们发现是他的生日，而他正处于粒缺、发热、抑郁中。我们为他感到难过，我们的医学生们希望能做点什么让他振作起来。他们酝酿了一个计划，送给他插着蜡烛的冰淇淋蛋糕，并给他唱生日快乐歌。他的眼泪涌了出来，我们都被深深打动了。我们很荣幸成为他照护团队的一员。同时，医学生能关注到患者的情感需求，我为他们骄傲。

在退伍军人医院病房的最后一天，我在参加社工查房时得知欧先生已经不可能离开这个病房了。我想可能是因为他严重的粒缺，如果出现在公共场合对他将可能是致命的。但是社工告诉我这并不是原因，欧先生被发现坐在医学图书馆里，上网浏览儿童色情作品。天

哪，我们的欧先生！你不是在开玩笑吧？更糟糕的是，我又得知他过去因为猥亵儿童而入狱，最近刚刚被释放，而他曾经因同样的指控被监禁多次。我感到震惊和恶心，我儿子的脸在我脑海中闪现，同时还未出生的女儿在肚子里踢了我一脚。

我茫然不知所措地离开了房间，应该把这个消息告诉我的团队成员，还是严守秘密？在去会议室的路上我苦苦挣扎。我知道会议室里我的团队在等我，我打算讲一篇关于粒缺发热的文献。我实在无法掩饰自己，将欧先生的事情脱口而出，我多希望能把那些话咽回去。大家的脸上满是震惊和厌恶的表情。一个医学生说："我不能相信我们曾经给他唱过生日快乐歌。"每个人都点头附和，我懂得他们的心情。这时所有人都望着我，我该说些什么呢？我清了清嗓子，"大家知道，我为我们曾经做的事情感到高兴。在我们的工作中，我们会照料很多我们喜欢或不喜欢的患者。不管我们认为他们是否值得，都要用最好的方法给他们治疗，这是一种挑战。"接着，我们讨论了性虐待如何一代传给下一代，欧先生本人可能就是一个受害者。

欧先生果然再也没有离开医院，他的血象再也没有恢复，罹患了抗生素及外科手术均无法治疗的严重腹腔感染。

### 编者按

有时教学中会考验教师快速决断的能力，没有人比住院或门诊的教学主治医生更常遇到这种场景。应付坎贝尔医生所描述的场景，教师所需要的决断力很难用"即兴表演"来形容。在这样的时刻，你和你的团队发现你们对该患者的看法完全错误；当你准备与小组一起讨论粒缺发热，却发现受到全组同情的患者是一名儿童性骚扰者。所有的眼睛都望着主治医生，等待你的反应——这是你最需要理解一名临床教师的作用的时候。没有时间思索，你必须立即做出反应，你需要一个实用的方法。

一名聪明的社会学家曾经说过：没有东西比好的理论更加实用。在本书第一、二章中，鲍恩（Bowen）和史密斯（Smith）讲述了几种学习理论，其中包括社会学习理论，此理论认为教学病房就像一个社区，其中的每个人，特别是作为前辈的教师，需要帮助建立社区的价值观念。鲍恩和史密斯解释道："教师具有权利和影响力，不管怎样，他们是学生的榜样。"坎布尔医生接受这些观点并很好地应对了挑战。

她将一个困难的时刻变成了一个教学时间，她确定了社区价值观念："不管我们觉得患者是否值得，都应该给他最好的诊治"。用社会学习的理论来看这件事，坎布尔医生现场做出的决定再正确了。

## ❖ 照护患者，并从中学习：大卫·弗莱明，医学博士

直到现在，我依然记得多年前的一个场景，它一直影响我照护患者和与患者交流的方式。一位我照护多年和我关系亲密的老患者因体重下降、腹痛就诊。最后的诊断是我们最不愿意看到的：晚期结肠癌。康复的概率很小，她最终不愿意采取治疗性的措施。我们都知道，她可能很快就死于肿瘤，这个过程可能会给她带来痛苦。我需要向她和她的家人解释病情，我在情感上挣扎不已；我和我的许多患者已经在多年的接触中，不仅在职业关系上，也在个人关系上建立了亲密的联系。当我支支吾吾地想向她确证她已经了解的病情时，她伸出手轻轻拍了拍我的胳膊，说："没有关系，医生，你已经做了你能做的，你做得很好，我非常感谢你。现在是让另一个医治者接手的时候了。"她对于生命和即将到来的死亡很平静，她的力量和智慧带给我平静和勇气。那时，我的患者成了我的医生和导师。这个时刻让我铭记于心，一直给予我力量。我永远感激那天治愈我的患者，她给了我平静的礼物。

**编者按**

在本书的好几个章节以及整个"临床教学丛书"都提到经验学习。为什么有些学习经验可以深深改变你，而有些只给你留下浅浅的印迹？许多教育学家认为，经验要想成为学习的经验需要惊喜，一些与众不同的东西，趁你不备，触发你质疑、反思、从不同视角看待问题的过程。你本来以为应该是 X，但是出乎你的意料，不是 X 而是 Y。下一步会有什么发生？这要看情况。如果学习者没有发现 X 与 Y 之间的区别；或没有时间、动力或勇气来思考事情为什么不是想象的那样，那么什么都不会发生。但是，如果学习者能发现 Y 与本来预期的 X 之间的巨大差别，那么可以有很多事情发生。

在本例中，当这名医生失去防备"在情感上挣扎不已"、"支支吾吾"的时候，他从一个意想不到的地方得到了安慰。这是一个学习的

舞台。也许事情并不这样发展，如果那名患者开始哭泣或退缩，弗莱明医生"学到"的可能就是对患者不要说真话，或对自己向患者传达坏消息的能力没有信心。这些都是医学人文教育的重要方面。有时事情的发展并不如你所愿，但是一旦有好的教学点你需要注意到。教师的作用就是让学习者意识到发生的事件，发现每个事件后面蕴含的道理，并能将其应用于未来类似的事件中去。我们不知道弗莱明医生是否就这段经历与老师讨论过，如果有，这就是一个很好的教学机会，老师应该告诉他我们的患者经常是多么优秀，让医生知道患者会教你很多东西。患者是每个医生最重要的老师，弗莱明医生从自己的经历中明白了这个道理。

## ❖ 录像带记录历史？"你开什么玩笑"：威廉·福格蒂，医学博士

一群第二年和第三年的住院医生在一起喝咖啡，讨论病例，这时一位颇受欢迎的老师走过来问大家有没有人想学习怎样问病史。当时大家的反应是哄笑和吐槽，"我们从三年级医学生开始就干这个了！""你开什么玩笑？"

他没有开玩笑，我们四个接受他建议的住院医生都获得了住院医生期间最宝贵的经历。我们同意将问病史的过程录下来，和大家及教授一起看回放，这个过程让我们觉得羞愧但发人深思，在挣扎以后终于让我们有所改变。我们知道了应该让患者来讲故事，我们急于了解的那些细枝末节，远没有患者想要告诉我们的事情重要。虽然我们可能怀疑患者叙述的真实性，但倾听患者的方式仍然更准确且省时。

这节课改变了我与患者相处的方式，让照护患者的过程更加愉快。我学会了倾听并欣赏患者告诉我的故事。谢谢你，理查德·麦格医生，是你改变了我的医学人生，让我成为一个更好的医生。

**编者按**

关于反馈的讨论贯穿了本书的第三章和整个临床教学丛书。从严格定义上说，反馈是用来强调真实与预期的结果之间的差异的信息。比如温控器，就是将房间是过冷或过热的信息传给产热或冷却器，这个信息就是反馈。当然，如果医学上的反馈这样简单就好了。

我们在医学中面对的不是单一的参数，如房间的温度。而是很复杂的活动，如问病史，这是一个涉及多种因素且微妙的活动。芭蕾舞最好在一面镜子前面学习，问病史也是类似。教师的作用就像那面镜子，让学生看到自己的活动。

然而，事情不是这样简单，不是每一位学习者都有足够的洞察力和坚强的意志，可以鉴别出完善的病史和组织混乱、不完全的病史之间的区别。有些人可以看出其中的差别，但是不知如何改变，还有一些知道哪些需要改变，但是缺乏行动力来执行。要记住的是，反馈本身不能激励学习者改变，只能给学习者指出需要改变的方向以及差距。

在福格蒂医生的小故事里，反馈起效了。他和他的同事是有动力的，毕竟他们是志愿参加这个活动的。他们所需要的只是一面镜子，因此录音或录像就可以起到良好的效果。老师只需要袖手旁观、微笑，等待结果。


❖ **一个不平凡的每周 CPC：道格拉斯·福赛斯，医学博士**

我们都上沃德劳教授的课，学生们都很喜欢这位令人尊重的教授的机智和幽默。他每周的临床病理讨论会（CPC）都会传递来自于经验的很有用的信息。要么是通过令人捧腹的对答，要么是通过揭开令人瞠目结舌的最终诊断，无一例外这些都显得如此简单。关于死亡患者的死因，病理学家有最终发言权。沃德劳教授与其他病理科同事不同，他在成为病理学家之前曾经当过内科医生。病理学家或其他任何一个专科医生，如果能踏出自己的领域，会有更广阔的视野。

这一天，沃德劳教授担任医学院教学医院每周 CPC 的主持人，他有些谢顶，穿着白大衣，在住院医生发言后站了起来。这个住院医生是这次讨论的死亡患者的主管医生，他刚刚提出他认为最可能的死因，而另一位参加讨论者也提出自己的观点。坐在陈旧的阶梯教室中医学生和其他医生，将他们的诊断写下来交给总住院医生。谁对谁错很快就可以揭晓。

沃德劳教授准备开始讨论与这个患者病理相关的信息，正在这时，教室的侧门打开，他的秘书跑了进来，交给他一张纸条，匆匆离开了。他推了推眼镜，盯着那张纸条。他抬起头看着一张张茫然的脸，又低下头去，似乎在寻找答案或者力量。是暴风雨要来了吗？还是谁的妻子要意外分娩了？还是生病的院长去世了？

沃德劳教授总是更能用微笑和答案安抚充满疑问的学生，可是今天他看起来不在状态，他的沉默让场面变得尴尬起来。最后，他重重的呼了一口气，或者说是叹了一口气，摘掉眼镜，带着一种消除恐惧的样子对大家说："我很难过地通知大家，我们的总统被暗杀了……他因头部枪伤被送到达拉斯帕克兰纪念医院的急诊室，副总统很安全，但是总统估计很难幸存。"

整个教室陷入死一般的沉寂中，这个 CPC 议程以外的消息需要时间来吸收和消化。很快，沉寂被打破，大家震惊地吸了口气，在座位上挪动。还是没有人讲话。我们的思维停止了，脑海里都是一些凌乱的画面，正如沃德劳教授在我们入学讲演中所说：在我们行医的生涯中，可以看到生命最美好的时刻，也有最糟糕的时刻。

沃德劳教授提议大家为总统及他的家庭祷告，我们没有体会到他的精神锚泊，但是从中感受到了安慰。

在他宣布了这个令人震惊的消息之后，我们的第一反应就是沉默。这沉默似乎在说，等待……他将带我们熬过去。

他的确这样做了。在接下来的 20 分钟里，多诺万·沃德劳走出了他既定的角色，用有力的声音，给一群医学生发表了引人入胜的演讲，这是关于职业赋予他们的责任，就如同此时在达拉斯急诊室里的每一名医生所被赋予的。

作为医生，没有任何借口不好好学习基础知识，没有理由不掌握细节，没有理由不掌握每个新患者所要求的新知识和技能，没有理由不学会如何应用学到的知识作出判断。我们被深深得迷住了，我们从没见过此时的他，这如同我们职业生涯中会遇到很多对我们来说是崭新的事情一样。

接着，他用更优美的声音说："对你来说，患者是美利坚合众国的总统还是收垃圾的，这都无关紧要。你要明白自己应该做什么和怎样做，既然你是一名医生，你就已经将自己置于生死之间。"

他低下头看着自己的讲义，手轻轻地抖着。接着，他转换了语气："现在我们接着讨论病例吧，这是我们现在应该做的事情。"

接下来的时间，我们继续讨论，就像什么都没有发生一样。在尸检的基础上，最终的诊断被宣布。这个病例不是特别难，至少对于沃德劳教授来说是这样。

还是没有人发言，这次没有令人捧腹的对答或是令人瞠目结舌的最终诊断，但是我们却得到更多。

**编者按**

这才是教学最应该讲的：什么是责任。一个医学院校的班级就像一个交响乐团，教室就是交响乐的舞台。而老师呢？他/她应该充当乐队指挥的角色，像鼓励音乐家演奏一样鼓励学生学习。

但是，生活并不总是循规蹈矩。全国很多教学医院在911发生时刻正在查房。而在新奥尔良，一些医疗机构必须与卡特琳娜飓风斗争。

所以，教师必须牢记他们除了教师还是领导者，这也是工作的一部分。没有人能够在面对象1963年沃德劳教授所面对的时刻时做充分准备，但是每个人都应该时刻准备好成为一个领导者，应付一切计划外的事情。这正是本丛书之《临床教学的领导之路》一书中的重要话题。沃德劳教授给福赛斯医生留下了深刻的印象，好的领导者一贯如此。

**参 考 文 献**

1. **Pangaro L, ed.** Leadership Careers in Medical Education. Philadelphia: ACP Pr; 2010.

## ❖ 专家也需要不断学习：西蒙·格里克，医学博士

二十世纪五十年代的医学院校，医学生在很多方面没有被授权和权利，医学学习伴随着很多压力。绝大部分压力来自于工作压力和考试，还有对我们未来医生角色的普遍担忧。在那些日子里，没有掌上电脑，大量的知识要用脑记住，记忆力好的学生考试成绩优异，被同行和老师认为是突出的人才。我记得每天下班后，大家经常在喝咖啡的时候讨论如何加强记忆。我们认识到即使是最出色的学生也不可能万无一失地记住所有的医学知识。我们经常担心，我们经常会遇到这

样的情形，给患者检查结束需要开处方时，忘记了药物的剂量和使用方法。我们又不能当着患者的面去查处方手册，因为那时的医生头上都带着光环，不能在患者面前露出任何弱点或不可靠的地方。在患者面前查书或杂志被认为会破坏患者对医生的信任。我们常常讨论能采用什么样的手段，可以在患者面前查询而不被发现。可是一节选修课上发生的事情消除了我的焦虑。

在医学院的实习选修中，有一段时间我是去布鲁克林的一家小医院，和伊西多尔·斯奈波医生在一起。斯奈波医生曾是阿姆斯特丹的一名医学教授，二战之前是欧洲顶级的内科专家。当纳粹侵略荷兰时，他逃往中国，在北京做医学教授，撰写了《西方医学之中国教训》一书。战争结束后，他移民到美国，成了纽约西奈山医院的内科主任。他曾在三个大洲担任过医学教授，他的生涯如同一个传奇。我想和他在一起，能有幸观摩他的所有职业活动。一天上午，他的一个同事忧心忡忡地拿着一个罐子来找斯奈波教授会诊，里面装着从患儿的肛门出来的寄生虫，让人印象深刻。因为斯奈波教授在亚洲的行医经验，他被认为是当地的寄生虫专家。斯奈波教授立刻认出了这是蛔虫，还安慰了那个忧心忡忡的医生。当被问到该给患儿吃什么药时，斯奈波教授走到书架前："现在用什么药治疗蛔虫？"

我立即顿悟，这是当地的专家，世界最著名的医生之一，他坦然地向患者展示，当着患者的面查阅问题没有什么好羞愧的。人应该承认自己的无知，不要害怕尴尬。这节课对我印象深刻，影响了我55年的医学生涯。

**编者按**

这节课不需要解释。在本书的第三章和第五章已经强调过，医生不是万能的。但是，我们继续下一个"难忘时刻"之前，需要看看为什么斯奈波教授在书架前查阅蛔虫最新治疗的身影会深深打动格里克医生。医生经常查阅课本及其他文献，那为什么这件事很特别？因为斯奈波教授是一名伟人，是纽约西奈山医院的内科主任，曾在三个大洲当过医学教授，斯奈波教授是专家中的专家，寄生虫学家。

如果在今天，斯奈波教授可能会掏出掌上电脑，查阅 UpToDate 或 PubMed，以及任何赫什医生在第五章中提到的电子数据库。这是不是意味着我们与斯奈波教授差距不大？远远不是，斯奈波教授有着广博的知识，他能一眼认出罐子里的寄生虫。

这样广博的知识是如何获得的？赫什医生为我们指明了方向，他鼓励医生熟练应用计算机系统，查询所需要的信息，了解你不知道的东西。但是这并不是说医生可以依赖计算机作出诊断。要记住，斯奈波教授是一名专家，他学识渊博，否则的话，他那忧心忡忡的同事也不会第一时间抱着罐子来找他。

## ❖ 在私人诊所：西蒙·格里克，医学博士

1960 年，我在纽约西奈山医院的一个私人诊所轮转。我只是一名在忙碌的医院中轮转的低年住院医生，而我的主治大夫中不乏全国闻名的专家和纽约颇受欢迎的会诊医生，经常有着与名气相当的自负。一次查房时，我汇报的患者是一名老年女性，发热、腹痛，多次血培养提示革兰阴性菌阳性，强烈提示细菌来自于胃肠道。但是她的病情在使用最新的抗生素后也没有好转。查体后，我在病历中详细描述了我的发现以及治疗建议。我认为患者有剖腹探查的指征。我承认我对自己原创建议有一点得意，急切地想知道患者私人医生的反应。我查完患者没多久，外科会诊医生来了，他是著名的外科主任约翰·卡洛克医生，西奈山医院最具影响力的人物之一。检查完患者后，他紧接着我的病历写道"上面这名住院医生根本不了解憩室炎，显然被漏诊了。"我当然很伤心，我的建议被伟大的外科主任推翻了。

那名患者的情况没有好转，第二天，他的家属从哥伦比亚长老会医院请来了享有盛名的内科专家达纳·阿什利医生来会诊，这可是在"著名"的西奈山医院很少发生的事。等他检查完患者后，会议室里挤满了医生和工作人员，大家都急切地想听听他的建议。他提议立即手术，高年住院医生说："可是卡洛克医生说他不需要手术，"对此，阿什利医生很不以为然，他说："那就另找一名外科大夫手术好了。"房间里立即陷入了沉默，那个住院医生满脸都是震惊，反对道，"但这是不道德的！"个子矮矮的阿什利医生一下子从座位上跳起来，指着住院医生的脸，大声说："年轻人，记住，医学只有一种道德，那就是患者的利益！"

这激动人心的珍贵的一课让我永生难忘。

**编者按**

撒开这个难忘的时刻强调的道德问题，格里克医生所描绘的历史的画面，与现代医学院校的场景迥然不同。不管是阿什利医生还是卡洛克医生都已经离去，在那个患者是否手术只是凭借专家的评估，没有 CT 或经皮细针穿刺证实的年代，作为权威，他们像是狮王一样统治着病房。在那个时代，连设想邀请一个教授从哥伦比亚到西奈山来会诊都是那么困难，住院医生怎么可能会有紧急绿色通道？怎么可能会有停车位？

因此这个难忘的时刻不太可能在现代的教学医院里发生，但这是否就意味着我们从中获益很少？阿什利医生如何获得了正确的诊断，而卡洛克教授没有？他们都是依赖经验，运用非分析的推理方法（模式识别）进行诊断。如第一章所述，这个问题比较复杂，不仅需要模式识别，还需要分析推理。通过分析推理，血培养阳性是一个不能忽略的问题。阿什利教授对问题的分析更深入，所以能得到正确的诊断。

在本例强调的道德方面，阿什利教授同样是正确的，病患照顾永远是最重要的。在《医院教学》一书中，维斯（Wiese）描述了如何协调病患照顾。毕竟，医学伦理要求医生在正确诊断的基础上，给患者提供最好的治疗。

## 参 考 文 献

1. **Wiese J, ed.** Teaching in the Hospital. Philadelphia: ACP Pr; 2010.

## ❖《从酗酒中康复的故事》的启示：威廉姆斯·霍普斯，医学博士

我是一名感染科医生，刚刚从酗酒中解脱出来。一名德国来的医学生和我一起会诊。有一次我们会诊一个四十岁左右，肝功能和肾功能衰竭的男性患者，他是一名酗酒者，正在等候进行肝移植和肾移

植。同时，他定期参加酗酒者匿名聚会（AA 聚会①），在很多场合都起到榜样的作用。看完患者，在讨论该患者发热原因的时候，那个医学生评论道："酗酒者都是不道德的，让人恶心。他们根本没有意志力。"我告诉他意志力与患者的发热毫无关系，因为我曾经是一名酗酒者，曾经差不多天天参加 AA 聚会，因此我感同身受。那个学生还没从震惊中缓过神来，我去车里拿了 AA 聚会的《从酗酒中康复的故事》（"Big Book"②）一书，翻到 407 页，让他读"接受就是答案"那一章。这是一名酗酒的医生写的，也是这本书中最常被引用的部分。这个学生读完这一章后问我是否能带他去参加 AA 聚会，我答应了。接下来的两个早晨，在查房之前，我带他去参加了 AA 聚会。一天，那名患者来我门诊随诊，问我下周是否有时间去参加他主持的AA 聚会，我答应了。不幸的是，那天晚上他突然去世了。那名医学生，结束轮转后在对我的评价中写到，这是他在美国期间收获最大的轮转，不仅学到了传染病，更对酗酒有了更深刻的了解。

**编者按**

霍普斯医生将自己的个人经历与大家分享，使本书的读者受益匪浅，就如同他对那名来轮转的医学生所做的那样。这里提出了一个问题，也是医生经常面临的问题，医生（老师）是否需要在学生面前暴露自己的全部经历？

很多人认为这个问题要因人而异，单独分析。在这个案例中，霍普斯医生将个人经历与学生分享的智慧很令人佩服。

不过我们还有另外一个问题，本例的教师是否可以做得更好？是的，很显然，这个学生再也不会用原来的眼光看待酗酒者了，但是霍普斯医生如何能确定他同样不会蔑视吸烟者、其他成瘾者或极度肥胖者？转移的概念（将一个场景中学到的东西应用到其他相似的场景中）在"临床教学丛书"中多次涉及。学习的转移依赖于反射，将从

---

①AA 是一个开始于 1935 年的国际互助运动，旨在帮助酗酒者摆脱酒精的毒害，重返社会。

②Big Book 全称为"从酗酒中康复的故事"（Alcoholics Anonymous：The Story of How Many Thousands of Men and Women Have Recovered from Alcoholism），是由 AA 创始人编写的出版于 1937 年的著名书籍，讲述了很多如何摆脱酗酒的故事以及如何应对成瘾的方法，由于相对较大的篇幅被简称为"the Big Book"。

个例中学到的经验泛化，应用于其他个例中。教师在这个过程中扮演着重要角色，要多向学生询问，比如"你学到了什么东西？""未来遇到类似的案例，你怎么处理？"或者是"谈到这个患者时你有些不自在，这很正常。想想如何让这些变得对你有利？未来遇到类似的情况，比如不是酗酒者而是其他有不良嗜好的患者，你有什么办法？"的确，最好就事论事，但有时候不能停留于蜻蜓点水，毕竟要学习的东西太多，而可以学习的个例那么少。

## ❖ 两年之后：理查德·卡塞马，医学博士

2001 年，我成为新泽西州卡姆登的罗伯特·伍德·约翰逊医学院的教职员工。我一直教医学生酸碱平衡，这对我来说，已经成了一个常规工作。2006 年我得了重病，直到 2008 年才痊愈重返工作。返回工作岗位的第一天，我前往会议室去参加重新熟悉医院情况的介绍。在那里我遇到了一名年轻的四年级医学生。"嗨！卡塞马医生，"他说，"你好吗？"

我愣住了，开始我没有认出他。"你怎么会知道我的名字？我几乎 2 年都没在医院了，"我说。

"因为你给我们上过酸碱平衡的课，你的课讲得太好了，很容易懂，我一直都没有忘记。其他同学也是这样认为的。"他回答道。

当时，在经历了与疾病斗争中的许多绝望和灰心后，我的情绪一下子高涨起来。我想，这就是我待在医学院校的原因，在这里，我可以影响很多年轻人，激起他们对医学的热爱和激情。在我的亚洲文化背景中，老师是很受尊重的，因为他们带给学生的知识财富。

### 编者按

有时教学被比喻为寄一封信。你可以确定何时以及寄往何处，但是你不能确定信是否寄到。教学并不是一件易事，它可能充满风险，可能让人灰心，甚至令人难堪。如果你从来没有经历过这些，只能证明你的教学经历远远不够。相信我，你肯定能感受到各种心情。

但是这不否认教学也会带来特别的快乐。可能其中最珍贵的感受就是被以前的学生认出，尤其是你自己已经认不出他们的时候。被认出有一种成为名人的美妙感觉，从你的学生那里得知他们仍然记得你

教给他们的东西，更会有一种满足感，这一下让整个世界都不同了。卡塞马博士值得这样的赞许，这也让他记起当初为什么选择到医学院校教学，我们都应该做到这样。

## ❖ 武断还是推理，职业生涯的开始：杰罗姆·凯撒，医学博士

1957 年，我在水牛城总医院开始了我的实习生涯。第一个星期的一天晚上，我被呼叫去看一名 58 岁的女性患者，因为乏力、慢性腹泻、面部潮红 2 年入院，她已经在医院住了差不多 2 周了。6 个月前，她的腹泻症状加重，入院时，每日大便 3~4 次，一般是在饭后。面部潮红多与酒精使用相关，在公共场合发作的面部发红和出汗让她很尴尬。看患者之前我先看了她的病历，注意到近期她的体重减轻了 14 磅，有肝大。在住院期间，有一次为行胆囊检查，她吃了一些奶油，随后出现了四次稀便，伴有面部和上肢潮红及下腹绞痛。在我赶到病房之前，护士告诉我她正在寒战，血压 97/70mmHg。查体时，我发现她嘴唇发绀，躯干和下肢潮红，肝大。过了一会儿，她的血压自行恢复了，潮红也消失了。我认为她是类癌综合征，我将诊断写在病历上，并深信自己的诊断。

在实习期间，我订阅了《新英格兰医学杂志》和《美国医学杂志》。1956 年的《美国医学杂志》上发表过一个类癌综合征的个案。我清楚地记得那个个案，是因为文中详细阐述了这个综合征的病理生理以及生化原理。但是直到 1957 年，只有少数类癌综合征的个案报道，水牛城从未报道，我没有想到自己有幸会见到真实的病例。

如果当时我知道这种疾病的患病率和验前概率，我怀疑自己是否还会那么自信。事实上，我的莽撞给自己带来了一些麻烦，那名患者的主管医生和消化科会诊医生都没有作出诊断，患者已经准备行剖腹探查术。

我回去查阅那篇文献，了解类癌综合征是如何诊断的。我留取了患者的尿去毒理实验室，要求技术员查 5-羟吲哚乙酸。实验室以前从来没有做过这项检查，不过一天后，报告显示比正常高四倍。如果当时我了解这项检查的诊断价值，我可能会想到假阳性的可能，或者我会在诊断上更保守一些。但是当时我对自己的诊断非常有把握，我在

病历上写道，尿检结果证实了类癌综合征的诊断，并大言不惭地说声称没有手术指征。可以想象，我的上级医生对我的肆无忌惮很不满，我的病历被批评了，没有人重视它，手术如期进行。

术中看到，肝脏、脾脏和大网膜都被转移性病变累及，胃内发现一个小小的质硬肿物。肝活检经银染证实为恶性类癌。这个患者我们已经没有什么可做的了，她很快就出院了。

现在我认识到当时自己的诊断推理其实不够严谨，但此后发生的事情，对我的职业生涯产生了深刻的影响。我将这个个案写下来投给医学杂志。因为这种肿瘤太罕见了，我们请来了著名的洛斯维公园纪念研究所的内科主任来看这名患者。他听说了我"令人称赞的诊断妙计"，给我提供了在他的肿瘤科轮转2个月的机会。几年后，又是这个类癌综合征的诊断为我赢得了在波士顿进行专科医生培训的机会，给项目负责人的推荐信上对我的赞誉超出了我也许应得的。

不过不管是否应得，这段经历让我一生都沉迷于诊断推理。在进行了10年酸碱调节的研究之后，我花了20年来研究诊断过程以及如何权衡检验和治疗的风险和收益之间的平衡。作为《新英格兰医学杂志》的主编，我在杂志中开设了模式识别栏目（临床医学影像簿）、揭示诊断原则的栏目（解决临床问题）和有趣的个案栏目，这些文章形式一直保留至今。

直至今日，我还是十分享受在晨间病历讨论时与住院医生的互动带给我的极大满足感。我已经在东西海岸的三个医院积极参加这一活动40年了，每当听到一组新的主诉时，我还是会很激动，还是会敬畏诊断过程的错综复杂，还是会对疑难病例迷惑不解，还是会乐于讲解病理生理机制。诊断是内科医生的主要任务，我们努力为每一位患者做出正确诊断，我们经常很幸运。

**编者按**

在我们这个上级医生对下级医生的监管不断被加强的时代，不要忘记医学学习需要年轻医生不断在临床经验中获得，就像文中类癌综合征的学习过程。有时学习过程中没有老师，甚至要不顾老师的意见。临床教师是幸运的，因为他们的学生积极主动，学习热情高，而且经常非常出色。有时老师能做的最好的事情是袖手旁观，静观其变：允许学生自己获得经验。经验可以促进学习，难忘的经历可以让所学的东西同样难忘。如果是这样，静观其变何乐而不为呢。

## 参 考 文 献

1. **Sjoerdsma A, Weissbach H, Waldenstrom J.** A clinical, physiologic, and biochemical study of patients with malignant carcinoid (argentaffinoma). Am J Med. 1956;20:520-32.
2. **Kassirer JP.** The malignant carcinoid syndrome: report of a case. Erie County Medical Journal. 1957;August:10-1.

### ❖ 心灵的字母汤：海伦·克里斯，医学博士

我听说去临终关怀中心轮转是一个很好的选择，在那个特殊的环境里可以学到很多东西。临终关怀中心大楼建在美丽的伊利湖畔，病房临近美丽的花园或者面向水边。对于以前每天在病房待 12~14 小时的我来说，这是一个可喜的变化。

在这里，每天和主治医生查房像一种安静的仪式，与常规医院病房喧闹的电视声不同，这里到处都伴随着安静或平淡的音乐，舒缓人们的心灵。我们主要的工作是调整镇痛药、治疗便秘、让患者减少痛苦感觉舒适。在临终关怀医院，患者及其家人更好地被理解，在这里，家人允许在任何时间探视。我很荣幸成为其中一员。

在我参加的第一次和护士及社工的团队会议上，发了一张写着患者姓名、入院日期和诊断的纸。其中我认出了很多医学中经常使用的缩略语，如 CHF（慢性心力衰竭）、肺 CA（肺癌）或乳腺 CA（乳腺癌）等。我们经常会告诉医学生这些缩写为"秘密代码"，等他们到了住院医生就会明白其中的意义，但其实直到他们当了主治医生，才会真正理解"医学秘密的握手"是什么意思。

当时，我也被这张患者一览表上很多患者名字后面的"CGB"给难住了。这是不是胆囊癌（cancer of the gallbladder）的缩写？它还能是什么呢？许多名字后面都带着这个缩写，显然临终关怀医院里不会有这么多胆囊癌的患者。

会议结束，我问一名护士，"你能告诉我 CGB 代表什么吗？"

那名护士笑了，说："其实那并不是一个诊断，所以你猜不出来。

但这是很多患者待在这里的原因，CGB 表示'家庭无能力护理（care giver breakdown）'"。

"啊，我知道了，像这样危重、即将死亡的终末期患者，家里人是很难照料的。"CGB 是医生很熟悉的一种情况，它比其他原因更能延长患者的住院时间。当患者的家属意识到他们已经无法在家里照顾患者时，我们就会等待养老院（nursing home，NH）或特护疗养院（skilled-nursing facility，SNF）的安置。那一天，我了解到 CGB 是一个影响很多医疗机构的大问题。

### 编者按

正如鲍恩和史密斯医生在第一、二章里指出的，学习可以用好几种理论定义，其中一种是社会学习理论。这个理论设想学习发生在"实践的社区"，在这里，新人逐渐从外围走向中心成为前辈。在此过程中，他们从拉夫和威戈所称的"合理的外围参与"开始，到"全身心参与"，到最终熟练掌握。这是怎样发生的呢？拉夫和威戈指出交流是其中的关键，形容学习过程（不是教学过程）存在于人与人的交流之中。

临终关怀医院就像一个社区。在这里，医务工作者致力于姑息治疗（palliative care），还有哪里能比这里能让我们更好地理解同情和共情？在这个难忘时刻中，克里斯医生学到临终关怀医院特有的仪式、行话和缩写。想成为社区的一部分，很重要的就是学习社区的语言，接受社区的价值观。鲍恩和史密斯医生提醒我们：当学习的问题涉及到接纳和理解一种价值观时，社会学习理论就是最适合的方法。

离开医院的轮转，例如在临终关怀医院或其他类似的社区，都可以成为非常好的学习经历，希望克里斯医生不要忘记 CGB 的重要性，不论她是在 NH、SNF、ED（急诊室）还是 ICU（重症监护病房）。

## 参 考 文 献

1. **Lave J, Wenger E.** Situated Learning: Legitimate Peripheral Participation. Cambridge, United Kingdom: Cambridge Univ Pr; 1991.

## ❖ 出诊：莫利·帕拉斯，理学士

　　秋天湛蓝的天空下，广阔的玉米地一望无际，我的导师和我正驱车开始我的第一次出诊。这不是一个寻常的门诊，电话来得很紧急，说一个年轻人的病情半夜迅速恶化，导师让我复习一下电话录音，以便更好地掌握情况。我了解到这个患者只比我大几岁，患病多年，疾病一点点侵蚀着她的生命。最近，导师经过与她和她的家人长时间的讨论后，开始临终关怀治疗。我想象着即将踏入的家庭和将要见到的患者，想象着阴沉的气氛，空气中弥漫的疾病的味道，其中憔悴毫无生气的患者。可是事实大大出乎我的意料。

　　当我踏进她的家门，她的父母正微笑着站在起居室里。他们感谢我的导师跑那么远的路来看他们的女儿，并用温暖的拥抱来欢迎我这个陌生人。空气中没有疾病的味道，而是漂着肉桂的香气。我们在洗手间洗手后，去患者的房间看她。她盖着一床手工缝制的被子，阳光照在她的脸上，她的身体虽然已经被疾病损害，她的呼吸很浅，但是她看上去很平静。她的母亲在她身边躺下，轻拍她的头，我的导师跪坐在地板上听病史。患者从前一天晚上开始发热，且出现了幻觉，今早就明显变得衰弱了。我们给她查体，摸上去热乎乎的，肺里有啰音，左下肺呼吸音低。她可能像以前一样发生了误吸。

　　查体后，患者开始低声与我们交谈。她说她很担心她的妈妈，因为如果她死去，她妈妈会难过的。她妈妈亲吻她的前额让她不要担心，一切都会好的。我站在一边，望着一对母女亲密而优雅地说着再见，眼泪静静流下我的面颊。作为医学生的我，第一次目睹一个患者离去的过程，看到一个坚强的家庭如何应对。我一下子有了很多问题，患者感觉如何？她害怕吗？她怎么知道离开时刻到了？她的母亲从哪里积聚出如此多的力量？我的问题没有得到回答。我们坐在卧室里，没有一句话，只是静静地注视一个母亲和将要死去的女儿之间温柔的触摸。

　　用一个长长的拥抱与患者告别之后，导师将患者的父母带到了起居室。患者的父母问他们的女儿还有没有希望从这次感染中康复。我的导师很小心地用合适的言语回答说，这很可能是最终的结局了。望着他们脸上的表情，我意识到他们早就知道这个答案了。患者的妈妈问是不是还可以抱着希望，作为一个母亲，她的义务就是永远拥有希望。我的导师点点头，我注视着壁炉上用来迎接秋天的南瓜和南蛇藤，对生命终点的祝福是那么朴素、优雅和适宜。

在我们赶回诊所的路上，导师与我讨论了出诊的艺术。在这个病例里，比诊断出感染灶更重要的是再次给家庭以支持，支持他们做出的让孩子安静地离去的选择。我的导师还强调了对多年的老病人说再见的意义，这对她自己来说是一个完整的结束。

我不知道出诊还会在现代医学中存在多长时间。我有机会体会了它的意义，意识到它的重要性，不希望它消失。我目睹了一个医学不能挽救的生命的那么多的细节，其中绝大多数是在医院诊室中看不到的。当我将脸紧急贴在冰冷的车窗上，望着灿烂的蓝天，我望着三只大乌鸦在清风中呼啸而上，我希望患者的灵魂，无论以什么形式，都可以高高飞翔。

**编者按**

这段鲜活的记忆来自于一名医学生。我想她会永远都会记得她与导师的这次出诊经历。出诊或者其他类似的经历可以照亮一段医患关系，显现出平时难以展现的部分。这样的经历对医学生来说太重要了，特别是在他们成长的关键时期。让我们和帕拉斯一起希望我们能做些什么，让出诊不要消失。

在这里，我们也要看到出诊后发生了什么，正如帕拉斯和她导师穿过乡村赶回诊所的途中，他们回顾讨论了整个过程。如第三章所述，回顾讨论是经验学习至关重要的一部分。简单说，回顾讨论是一个学习经历后的讨论，帮助学习者分析刚刚发生的事情，这是一种"行动后反思"（见第一章和第四章），是经验学习的顶点。在这段经历中，导师除了讨论"出诊的艺术"，还强调了与病危患者及家庭告别对于自己的重要意义。这种讨论或行动后反思常常容易被漏掉。这里没有遗漏的原因之一是因为回程的路上，导师和学生有足够的时间。老师与学生独处的时间是很珍贵的，这也是出诊为什么特别的另一个原因。

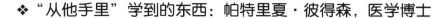

### ❖ "从他手里"学到的东西：帕特里夏·彼得森，医学博士

我在达拉斯的帕克兰德医院接受训练。在那里，实习医生如果有"烂"病人，都很害怕向唐纳德·希丁医生汇报。我的患者酗酒，冬天因低体温、酮症酸中毒和急性酒精中毒来到急诊室。我和住院医生努力控制他代谢综合征的几个方面，但是过程不够理想，没有达到希丁医生的标准。住院医生查房后通知我让我在午间查房（经常是住院医生汇报）时汇报这个病例，然后就消失了。我被留下来承担即将到来的批评，所有听说过这个"烂"病例的同学都坐在教室后面，等着看我的热闹。

听我汇报完病历，希丁医生提出了一些不同的治疗策略，可能会有不同的治疗效果。最后他说，最关键的是这个患者有所恢复，今早看着不错。我长长地舒了一口气，很敬佩希丁医生能将这样一个病例作为教学病历，而且保护了我的自信心。那天我学到了很多。

顺便提一下，我的那些等着看热闹的实习医生们很失望他们没有看到预期的场景。我希望希丁医生能为我这些年在内科的表现而骄傲，我很感激从他那里学到的东西。

#### 编者按

现在的临床教师，包括比希丁医生年资低的老师，经常担心的一个问题是，我们是不是变得"太温和"或"太彬彬有礼"了。难道我们不应该模仿我们的老师树立高标准，决不妥协，不考虑任何后果，不收回严厉批评的话？

关于这种看上去过时的方式有很多微词。我们知道情绪的两级，不管快乐或恐惧，都可以加强记忆。如果一个学生在别人都可以正确回答问题时明显落后，我们更应该关注该学生的临床技能。越现代的方法越注意保护教师与学生之间的关系，但是这是以何种代价实现的呢？

几个观察性研究呼吁关注现代教师在遇到学生的错误时会采用的极其轻柔的批评。有时轻柔的批评变成了没有批评，因此错误没有得到纠正，不专业的行为就这样被忽视了。

这对于希丁医生和他同一代的人来说从来不是一个问题，彼得森医生回忆起她与希丁医生的相遇是那么有趣，不管是他的刀子嘴豆腐心，还是恰如其分的批评和表扬。现实中有批评"强硬"或"温柔"的指南吗？显然没有，这样的指南太复杂了。希丁医生熟练地掌控了现场，对一个紧张地发抖的医学生来说，他给予了支持。当你展开双臂来支援时，这个词的字面意思就是"帮助"。

## 参 考 文 献

1. **Pomerantz AM, Ende J, Erickson F.** Precepting conversations in a general medicine clinic. In: Morris GH, Chenail GH, eds. The Talk of the Clinic. Hillsdale, NJ: Lawrence Erlbaum Associates; 1995:151-70.

## ❖ 主任查房：彼得·罗萨里奥，医学博士

　　我是在中西部的一家教学医院完成实习和住院医生培训的。主任个头超过一米九，让人很难忽视他的存在。他有着与其身高相当的学识，不断地关注内外科及各个专科的杂志。下午的主任查房毫无疑问可以学到丰富的知识。虽然他对那些考虑不周犯了错误的人很严厉，但是他的教学巡诊还是赢得了医学生、实习医生、住院医生和患者的尊重。他致力于分享他的知识，希望培养出出色的医生，提高医疗水平。我们经常从病房的走廊开始查房，往往在患者床旁结束查房。床旁查房时，大多数患者都对这位老师以及跟随的学生、护士和医生感觉良好，偶尔有接受不了的患者，主要是因为意识到这个教学是关于他们自身的。

　　一天下午，一个实习医生汇报病史和体格检查，这是一名女性患者，因体重减轻和轻度贫血入院。我们站在患者床边，主任一如既往地进行了充分的鉴别诊断，给在场的每一个人，包括患者本人，都留下了深刻的印象。消化道疾病当然在鉴别诊断的列表中，因此他问实习医生有没有做肛诊（这个重要的信息在汇报病史时被有意识地去掉了，显然实习医生试图投机取巧）。事实上，患者曾经做过一次肛诊，提示直肠肿物。主任跟患者说明要给她再行一次肛诊，他让总住院医生去拿一双手套。

　　主任总是特别关注患者的尊严，当他戴上手套时，我们都想

知道他如何在这么多人在场的情况下做这个相对私密的检查。让大家意外的是，手套的示指不见了。主任瞪着没有覆盖他检查手指的手套，我们大笑起来，患者也笑了，主任自己也忍不住笑出声来。

肛诊最后没有做成，查房在轻松的气氛中结束了。成为众多医生关注的焦点，我们也许会觉得很荣幸，但患者的感觉会是什么呢？在这个事件中，手套的示指为什么不见了？是我们的总住院医生，有人看到他匆匆走出大厅去后面的楼梯井，手里拿着一把剪刀。

### 编者按

伟大的小说家和评论家怀特（E. B. White）曾经写道："分析幽默就像解剖青蛙，不仅没人觉得兴趣，最后还把青蛙给弄死了。"查房时是不是有笑话、笑话是不是好笑并不重要，但从这个故事中学到的是非常重要的，也就是斯盖夫等在本丛书之《临床教学方法》中提到的学习气氛。

学习气氛是教学活动是否成功的重要决定因素，特别是非正规的教学形式，如小组讨论或查房。阳光灿烂吗？有没有鼓励学生承担风险？鼓励学生提问、表达自己的观点或向大家求助？这些对于任何教学形式下的学习都至关重要。气氛是不是又阴又冷？学生是不是不敢发表自己的问题和担心，就像紧闭的花苞要熬过寒冬？

关于如何形成有利于学习的氛围的建议贯穿全书，尤其是《临床教学方法》的第一章。如斯盖夫和斯彻特斯提到的，"学习者想待在这里吗？"学习气氛就是这个问题的答案。学习气氛较为正式的定义是它代表"教学环境的状态和气氛，包括它是否有促进作用，学习者能否舒服地发现并改正自己的缺点。"有什么能比老师自嘲地一笑更好的方法来鼓励学生发现自己的缺点的吗？

## 参 考 文 献

1. **Skeff KM, Stratos GA, eds.** Methods for Teaching Medicine. Philadelphia: ACP Pr; 2010.

## ❖ 比你想象的要好：恩南·卢夫，医学博士

到了管病房的时间，一个四年级医学生早早吸引了我的注意力。他叫肖恩，是密苏里大学堪萨斯分校医学院的文学学士/医学博士双学位项目的学生，他只有22岁，中学毕业后就开始学医。这是他来病房轮转的第一个月，刚开始的几天，他的举止像是糖果店里的孩子。把他称为孩子，是因为他热切地想成为医生，对于临床学习兴奋不已。而他的这种对于诊断与治疗的过度热情常常让他在汇报病例时条理不清。

当我发现肖恩最大的缺点时，我意识到自己还没有和肖恩及其他四年级学生一起坐下来，谈谈关于如何汇报病例这个经典话题。因此我抽出时间，给肖恩和其他学生讲了汇报病例的原则。过了一段时间，我忙于自己繁杂的日常事务——诊治患者、文字工作、管理住院医生。肖恩继续轮转，我对他的注意减少了，转向其他医学生的教学需求。他在汇报病例方面有了进步，但是还不能让我完全满意。我很想给他实时反馈，但是不确定自己能否在繁忙的日程中找出时间。

很快，月中总结和反馈时间到了。我希望肖恩一切顺利，仍然情绪高涨。我问他怎样，他和我分享了关于汇报病例给他带来的挫折感，他说害怕早上的查房，但是在我的帮助下他在进步。我很惊喜地得知，对于我已经做了，但在忙乱的病房工作中忘记向他强调的事，他已经领会到了，他说："在您的小讲座之后，我对怎样汇报病例有了信心。其后的几次早上查房报病例，我觉得好多了。我特别记得您把我拉到一边，表扬我的汇报技巧提高了，这大大鼓励了我的自信心。从那以后，我在病房的实习感觉好多了。"

接下来一段时间，我经常想起肖恩的话，我觉得这对我的教学真的是很大的激励。

### 编者按

临床教师如何总结和评价教学的有效性？这对于老师提高自己的教学效果是至关重要的一步，在第四章，施泰纳特（Steinert）展示了一个复杂的评价手段，包括反思、结构化的正式的评估、同行评价、

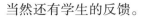

当然还有学生的反馈。

对学生的教学你也许认为自己做得不够，但事实上学生的获益可能比你预期要大很多，就像卢夫医生的故事。肖恩赞赏卢夫医生的特别关照、小讲座、鼓励其自信心的及时的称赞，这些都是卢夫医生意料之外的，对他来说是个惊喜。

这里的关键不是谁的解释更精确，如施泰纳特所说的，重点是在评估你自己的教学时，单一途径的评价是不够的，好在我们可以有很多途径来评估教学。评价可以是个人的不正式的，基于反思和自我评价；也可以是有结构的，整合了第四章提供的手段。录像和同行评价也是教师可以采用的方法。或者只是简单地问"我做得怎样？"正如卢夫医生发现的那样，有时你做得比自己想象的要好。

## ❖ 在门诊倾听：詹妮弗·史密斯，医学博士

做住院医生的第二年，我更喜欢在"住院医生门诊"看门诊患者，因为我遇到很多出色的老师。有一次，我觉得门诊的一个新患者很困难。她患有精神分裂症，住在集体之家。她是被一个社工带来的，因为她的妄想症和焦虑。社工要求诊室的门必须一直开着，社工说近几周患者间断呕吐。患者三十多岁，营养状况良好，她坐在诊室的角落里，从姿势上看有些戒备。她表情平静，但是和我没有眼神的接触。她不愿做体格检查，但是允许我将听诊器轻轻放在她的前胸。她不愿意脱衣服，不做腹部查体。她不发热，血压正常。

我不知如何评估她的问题。社工要求转诊到消化专科医生那里，但是我也不知道这会有什么帮助。

当我陷入沉思时，似乎听到我的启蒙老师说："如果你倾听患者，他们经常会告诉你诊断。"反正也没有什么损失，我问患者："你觉得是什么问题？"她毫不犹豫地回答："是因为我的脑袋。我看见人们站在大厅里，我知道他们在说什么，我觉得自己的胃像是打了个结，我觉得如果吐出来会好受一些。"

我温和地对她和社工建议，应该找精神科医生随诊，调整一下药物和治疗，看能不能缓解她的妄想和焦虑。如果失败了，可以再回来

继续就诊。这个经历经常提醒我要注意倾听患者。

**编者按**

很少有忠告如"倾听患者"这么重要，正如史密斯医生的老师所说："如果你倾听患者，他经常会告诉你诊断。"早在认知心理学家开始研究医生是怎样解决问题之前，这样的智者忠告已经是临床教学的一部分了。现在，我们已经了解为什么、怎样做、什么时候运用这一临床诊断原则更合适。

如鲍恩和史密斯在第一章中提到的，医生同时使用分析和非分析性的临床推理来作出诊断。后者是下意识的，更迅速。有经验的医生可能是基于模式识别"就是知道"。但有些时候，就如史密斯医生这次的患者，医生不知道，没有现成合适的诊断。这个病例告诉我们，即使是有经验的医生也要有意识地运用认知规律，从症状出发组织鉴别诊断思路。临床教师可以丰富学生的临床推理技能，使用学习的认知理论，老师可以给学生组织诊断的框架（例如急性肾功能衰竭可以被分为肾前性、肾性和肾后性）或经验（例如，"在老年人中，常见病如心肌梗死可以表现不常见的症状"）；或使学生意识如何从非分析性的方法转到分析性的推理。最佳原则总是简单而易于记忆的，比如"倾听患者"，再比如"当有疑问时仔细考虑"，这些原则都可以促使学生进行更审慎的分析推理。

## ❖ 夜间小讲座：哈罗德·所罗门，医学博士

1966年，我是范德比尔特医院的低年住院医生，大卫·罗格，约翰·霍普金斯后来的院长，罗伯特·伍德·约翰逊基金会第一任主任，当时是内科主任。一天夜班，他是感染科会诊医生。我因为一名肺炎链球菌败血症和脑膜炎的患者呼叫他，因为我从来没有鞘内注射过青霉素。罗格医生接到呼叫后来到医院，告诉我们如何治疗这名患者。一晚上他都和我们在一起，讲关于肯尼迪总统的故事，讲伤口葡萄球菌感染，讲什么是临床医学。他本来可以待在家里用电话指导我的。作为一名出色的内科主任，他的音容笑貌，给我未来42年的工作树立了榜样，这是一个优秀导师的模范。

**编者按**

关于导师、行为榜样、咨询和指导的讨论贯穿本套书的始终。在本丛书之《医学院的导师制》一书中对以上内容进行了最详尽的分析。这些内容相互重叠，和职业精神有一些共同的特征，比如利他主义和关爱他人。

作为病房的主治医生，有很多机会可以向他/她的学生展示如何关心患者，比如晚上到医院看患者。现代工作时间的法律法规限制住院医生的工作时间，但不可能影响患者生病的时间。主治医生不受工作时间规定的约束，规定也不可能限制主治医生在需要时从家里赶到医院。

主治医生从家里赶来医院与值班医生在一起的行为，大大弘扬了献身、关爱和职业精神，同时也是很好的教学行为。认为你应该在场时你在场，认为你不应在场时你也在场，这两者的意义是不同的。

参 考 文 献

1. **Humphrey H, ed.** Mentoring in Academic Medicine. Philadelphia: ACP Pr; 2008.

## ❖ 39 年前的床旁查体：麦克·韦弗，医学博士

我是一名退休内科医生，已经 70 岁了。2008 年 3 月，我在母校内布拉斯加州奥马哈的克雷顿医学院参加了詹姆斯·苏利文医生主持的宴会，宴会是为了欢迎客座教授盖里·弗朗西斯医生，他曾是克雷顿医学院的校友，现在是克利夫兰医学中心的心血管病研究员。餐前闲聊时，弗拉西斯医生和我讲起了令他永生难忘的"教学时刻"，当时他还是克雷顿医学院第一年住院医生，而我是总住院医生，以前从来没有见过他。他说，有一次他向我汇报一名一直在他门诊随诊的二尖瓣关闭不全的患者，此次因充血性心力衰竭入院。

他说，我给患者查了体，仔细听了心音，告诉他我认为这名患者是主动脉瓣狭窄而不是二尖瓣关闭不全，并详细地给他讲解了如何区分这两种杂音。该患者后来经过进一步检查确定为主动脉瓣狭窄。毋庸置疑，对一名年迈的退休医生来说，像弗拉西斯这样出色的医生在

39 年以后还能和我一起回忆当年意义深远的"教学时刻"，这是多么难忘的瞬间。为此我也要感谢盖里·弗朗西斯医生。

**编者按**

如果说哪一项技能最能引起学生与老师的共鸣，那一定是床旁查体。在本书第五章中，赫什唤起人们对老师的知识根底和及时更新临床知识的能力的注意。毋庸置疑，临床教师必须有丰富的知识。既有丰富的知识，又有教师的良好口碑，这才是至关重要的，也是必须的。在今天，像韦弗医生记忆中的那个患者，估计早在入院之前就已经进行了超声心动图的检查，但即使这样，学生依然会很珍惜提高查体水平的机会。

临床老师如何提高自己的查体技能？很幸运，有很多方法可以让你成为床旁查体专家，比如课本、DVD、教师培训课程、模拟以及其他先进的学习手段，这些都能让不论年轻还是年长的教职员工提高查体技能，在床旁教学更加自如。韦弗回忆起大约 40 年前与弗拉西斯医生一起查体的瞬间，这证明还有什么比床旁学到的更持久的吗？

## ❖ 作者来到了课堂：斯蒂文·温伯格，医学博士

担任临床教师多年，我在临床的教学时间远比在基础阶段多得多。然而，给第二年医学生讲病理生理，看着初入医学殿堂的医学生的热情、好奇和对知识的渴求，对于我来说是一段令人愉悦的经历。同时，因为是新手，他们可以让任何一名老师觉得自己很渊博，并为自己对学生的职业发展做出的贡献而骄傲。

我曾经以大课讲课及小组讨论等形式给二年级医学生上过临床前课程，形式不同，挑战不同，回报也不同。在大阶梯教室上课时，师生之间很少有直接的交流与反馈，很难知道学生是兴奋还是厌烦，是在听课还是在发短信跟朋友商量即将到来的周末的安排。相反，在只有 8 个人的小组讨论时，可以有很多相互交流，学生的兴趣和对讨论材料的理解一览无余，学生私下给朋友发短信也很容易被发现。小组讨论教师会面临很多挑战，他们会被问到一些看上去很简单，但是考验理解是否充分的问题；他们需要同时吸引最不愿参与和最畅所欲言的学生；他们需要艺术地化解分歧及学生之间的性格冲突。

一般作为传统，高年资和低年资的老师都会讲大课，但是只有低年资的老师才当小组讨论的辅导老师。所以我作为一名高年资、头发花白的教师，在小组辅导老师中显得与众不同。尤其是作为学生课本的作者，我更占据了一个特殊的地位，他们很自然地把我视为专家，知道所有问题答案的那个人。大多数时间，我感觉这样很好，我的确有一些优势，倒不是表现在智力或者能力上，而是在年龄和经验上。

　　很多年前的一次小组辅导，我们讨论一个艾滋病（AIDS）的病例，讨论患者的最初表现和一些感染并发症（在有效抗病毒治疗之前）。在患者的病程中，有过卡氏肺孢子虫肺炎致双肺弥漫渗出的病史。因为这是临床前病理生理课程的一部分，我们更关注的是基础医学问题。我解释道，在 AIDS 出现之前，卡氏肺孢子虫是一种很少见的生物，偶尔见于细胞免疫受抑制的患者。我还提到一个趣闻，卡氏肺孢子虫肺炎最早在几十年前见于营养不良的婴儿，在发现它的病因之前，被称为浆细胞间质性肺炎。我们的小组讨论就集中在卡氏肺孢子虫是一种什么样的生物，在组织中是何种形态存在的。我强调虽然不典型，但是卡氏肺孢子虫是一种原虫。大多数学生将这个其实没有什么用处的事实记在笔记本上。但是一个学生疑惑地望着我，说："我想卡氏肺孢子虫是一种真菌。"当然我纠正了他的错误想法，因为我认为它是原虫，还把它写进了我的教科书。众所周知，一旦白纸黑字地被写进教科书里，就会被认为是真理。

　　这个学生不怕我继续纠正他的企图，很勇敢地坚持己见，他进一步强调，"我最近看了一个研究，基因测序显示卡氏肺孢子虫是一种真菌。"我在维护教师的权威观点方面做了些让步，因为我对他提到的研究一无所知。我建议我们俩都进一步查阅相关文献，我认为师生之间的任何争执都是可以平息的。

　　那天我查阅了文献，的确发现几周前在《自然》杂志上发表了一篇文章，线粒体 RNA 测序显示，卡氏肺孢子虫（确切说卡氏肺孢子菌）更类似于真菌，而不是原虫。在接下来的小组讨论时，我道了歉，并称赞了这个阅读《自然》杂志、并愿意站出来纠正我的错误的学生。查理斯·西德尼·伯维尔（Charles Sidney Burwell）（1935～1949 年哈佛医学院院长）曾告诉医学生，他们现在所学的知识有一半是错误的，更麻烦的是老师并不知道哪一半是错误的。在这个我教学中的难忘时刻，这个观点深知我心。虽然我们都希望50%这个数字有点夸张，但我们必须接受这样一个事实，"教学是一种对知识只需传承无需占有的精细艺术。"

**编者按**

教学有时也需要承担风险，即使有时你并没有意识到。临床教师，包括温伯格医生，都很清楚地知道这一点。如果你汇报了一个未知患者的病例，毫无疑问，这里会有难以看清的病理生理、诊断或治疗问题。所以我们谨慎地进行讨论，除非有十分的把握，建议带着"可能是"或"或许是"来讨论。教授的观点也可能是错误的，当然如果你过于谨慎，也会被认为优柔寡断，同样不会成功。

温伯格医生的回忆让我们进一步体会到了临床医生即使成为专家也会犯错。我们作为临床教师的工作并不是去证明我们是专家，而是鼓励学习。在这点上，偶尔的犯错，只要让学生保持清醒，给他们闪光的机会，就没有什么问题。当然，正确还是比犯错要好。祝福温伯格教授，谢谢他与我们分享他犯的错误。人非圣人，孰能无过。

## 参 考 文 献

1. **Weber B.** Daniel C. Tosteson, longtime dean who reshaped Harvard Medical School, dies at 84. New York Times. Accessed at www.nytimes.com/2009/06/03/education/03tosteson.html
2. **Metcalf F, ed.** *The Penguin Dictionary of Jokes, Wisecracks, Quips and Quotes.* London: Viking; 1993:209.

## ❖ 特殊的查房：大卫·怀斯特，医学博士

1979年7月至1980年6月，我作为纽约州立大学第三年的医学生在纽约的布鲁克林下州医学中心轮转。我记得内科见习主要是在金司县医院进行，这是一个临床工作强度大、非常繁忙的医院。整个团队包括5个承担实习医生工作的医学生、3个实习医生、一个第二年或第三年的住院医生、轮转的总住院医生和主治医生。作为城市医院，我们的病例都很复杂，常常有多种合并症。我们的主治医生是马丁·梅兹医生，他是一名"老派"内科医生，对于高品质的医疗服务和患者有着无比的热情。他戴眼镜，身形略发福，经常打领结。

在我轮转的 3 个月中，很多患者需要外科手术，大部分都很复杂。我记得有一个转诊至外科的患者，虽然我记不得具体的手术了，但肯定是一个"很小"的手术。但是事情的发展出乎我们的预料，患者术后情况非常复杂。

可以想象，梅兹医生是最失望的，因为这是他的患者。早上查房时，我们讨论起这名患者，梅兹医生将我们（一共大约 10 个）召集在一起围成一圈，把他围坐在中间，说了以下的话："只有小医生，没有小手术。"大家陷入了沉默，望着坐在中间的他，他转了 360°，视线掠过每一个人，确保我们都听到也注意到他所说的话。大约三十年过去了，我从来没有忘记这个时刻。每当我的患者需要外科会诊时，我总会想起这句话。

### 编者按

曼宁（Manning）和狄贝基（DeBakey）曾写过一本书，题为《医学：保持激情》（Medicine：Preserving the Passion）。书中记录了著名血液病专家及杰出教师理查德·维尔特（Richard Vilter）的一段轶事。一天，一位住院医生鼓起勇气问他："您是一名出色的临床医生，您的成功来自于什么？"维尔特回答说："良好的判断力。"提问的人想了一会儿，对这个答案不太满意，又问，"但是良好的判断来自于哪里？"维尔特回答"经验。"提问者还是不太满意，进一步追问："那如何获得经验？"维尔特回答："错误的判断。"

医疗机构应该尽量避免差错。但是差错还是会发生，当差错发生时，是选择被无视，小心或间接地讨论，还是以某种方式强调，让每个人从中吸取教训，永远都不忘记。

怀斯特医生分享了一段 30 年前的场景，他至今记忆深刻。试想我们其他的那些"课程"会在学生的记忆中保留这么久吗？为什么这段回忆这样持久？因为差错更难忘记？是的。几十年以前在一个"极度繁忙"高度紧张的城市医院，"无数转外科手术的患者"之一，发生了不好的结局，这个差错让人记忆深刻的原因之一是因为这是一个被认为"很小"的手术。但还应该注意到另外一个原因，来解释为什么这段回忆可以维持这么久。

注意一下梅兹医生是如何与团队成员讨论这个教训的。想象一下当时的场景：一个有些胖的梅兹医生，可能还带着他标志性的领结，坐在 10 个团队成员围坐的中心，就讲了一句话，一句令人难忘的、简洁扼要的话，一句双关语。没有长篇大论的解释，只有一个精于此道的老师精心挑选的句子。接着他转了一圈，目光缓慢扫视每一个团队成员。虽然是三十年前的事情了，怀斯特医生估计仍然可以感受到那段沉默。

在"临床教学丛书"中，特别是《医院教学》一书中有好几个章节，作者都将教学比作表演，比如如何安排观众、你应该坐着还是站着、如何使用身体语言、如何运用言语的转折和停顿等等，就像舞蹈和戏剧手段，好的教学会使用多种渠道，而不仅是通过语言来传播信息。当然，梅兹医生并非在演戏，他是发自内心的，他是一名"老派"的医生，但并不羞于表达自己的情感。我们都应该能从这个故事学到很多。

参 考 文 献

1. **Wiese J, ed.** Teaching in the Hospital. Philadelphia: ACP Pr; 2010.

## ❖ 一个下雪天：佚名

一月的一个早上，厚厚的大雪如地毯一样覆盖了整个城市和我们医学院的校园，原来熙熙攘攘的校园安静下来。所有的学生都接到通知，校园正式关闭，我们与主治医生联系，是否应该赶到医院。按照日程，我应该和另外一名医学生以及内科实习导师一起到退伍军人医院的门诊，但是因为这恶劣的天气，导师与我们联系，告诉我们可以待在家里学习，不用冒险来医院。我当然愿意把时间花在书本上，因为国家考试就在几天之后。可是我还是有些内疚，牵挂着可能跋涉而来的预约患者。因此，我把车从雪堆里挖出来，艰难地赶到门诊。

我们日常的模式是我作为医学生独立看几个患者，与主治医生讨论病情，写病历，然后进行一个小型病例汇报来总结重要的知识点。但是那天，我在门诊发现只有自己和主治医生，以及一个驱车 2 小时来就诊的患者。与以往忙碌的日子不同，我有极其充分的时间给这名患者问病史、查体。结束后，我与主治坐在一起，向他汇报我的发现。然后我们再踏进诊室，一起与患者交流。当主治医生与患者交谈时，他站在我的身旁，重复我问到的情况，称我为"年轻的同事"而不是"医学生"。他在诊室与我和患者待了30分钟，静静地展示查体技巧和我漏掉的细节。就诊结束后，患者对我们俩表示感谢。

这样一个不期而遇了的"下雪天"本可以早早结束，主治医生与一个医学生一起被困在退伍军人医院诊所里，我相信他还有很多事情要做，但他却问我是否愿意再呆一会儿，与他一起复习他当内科住院医生期间遇到的有趣病例。我很感激地接受了他的提议，一方面是因为我觉得自己应该尽可能多地接触临床，另一方面因为实习期间我还一直没有机会与他深谈。在接下来的一两小时里，我们讨论了一个高钾血症的患者，从心电图到细胞学层面的发病机理，再到水电解质平衡。过程中，他和我讨论相关的文献、图表，耐心地提问，引导我对病理生理的思考。这一天结束时，我觉得这几个小时的收获远比我自己看一星期的书来得多得多。我从来都没有忘记这个病例，每当看见血钾升高的患者，我都会想起这个患者。更触动我的是，他告诉我怎样做一个教师，无私、慷慨地付出他的时间，待学生如"年轻的同事"，他彻底打开了我的心扉，让我通过全新的方式进行学习。他给了我一份珍贵的礼物，我永远不会丢弃的礼物。只希望有一天，我可以将这份善意和无私精神传递给我的学生，让他们成为更优秀的学生和教师，我相信这段经历可以鼓舞我做到这些。

### 编者按

肯尼斯·路德米尔（Kenneth M. Ludmerer）在其获得普利策奖的书《学习治愈》（Learning to Heal）之后，撰写了另一本对医学教育有同样重要贡献的书《治愈的时间》（Time to Heal）。在第二本书中，作者评论了一个培训计划，该计划因为没有让师生在门诊有足够的接触时间而没有得到基金的资助。路德米尔写到："如果有充分的时间对患者进行全面检查，和指导老师讨论病情，学生将从中大为受益。而大多数门诊部喧闹、拥挤，监管不力、学生马虎、教学很少。"路德米尔下了这样的结论："不管在何种临床情况下，时间是良好医学教育必不可少的要素。"

让我们祈祷下雪吧。

（王　玉译　黄晓明校）

# 参 考 文 献

1. **Ludmerer KM.** Learning to Heal: The Development of American Medical Education. Baltimore: Johns Hopkins Univ Pr; 1996
2. **Ludmerer KM.** Time to Heal: American Medical Education from the Turn of the Century to the Era of Managed Care. New York: Oxford Univ Pr; 1999.